JN250734

㊉続 在宅医療が日本を変える

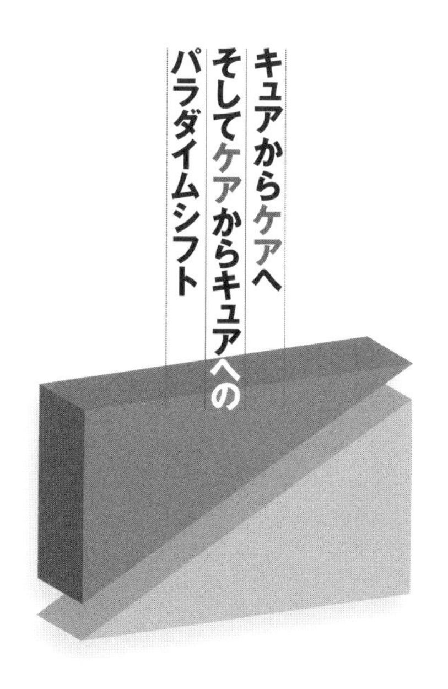

ナカノ理論（問題解決理論）の
構築とその実践

医療法人ナカノ会理事長
中野一司

医療法人ナカノ会

問題の構造（ナカノ理論）

本文p.22　図3

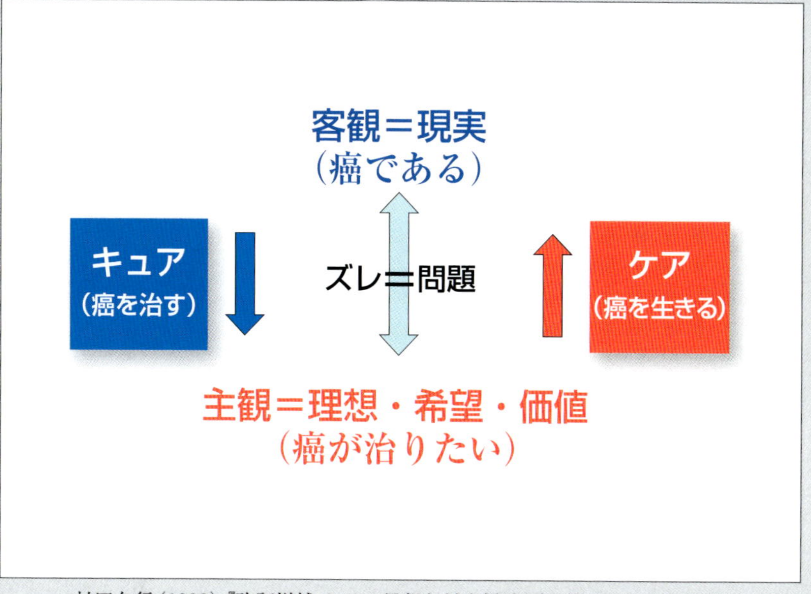

村田久行（1998）『改訂増補 ケアの思想と対人援助』（文献３）p.45を参考

ナカノ曼荼羅

本文p.26　図7

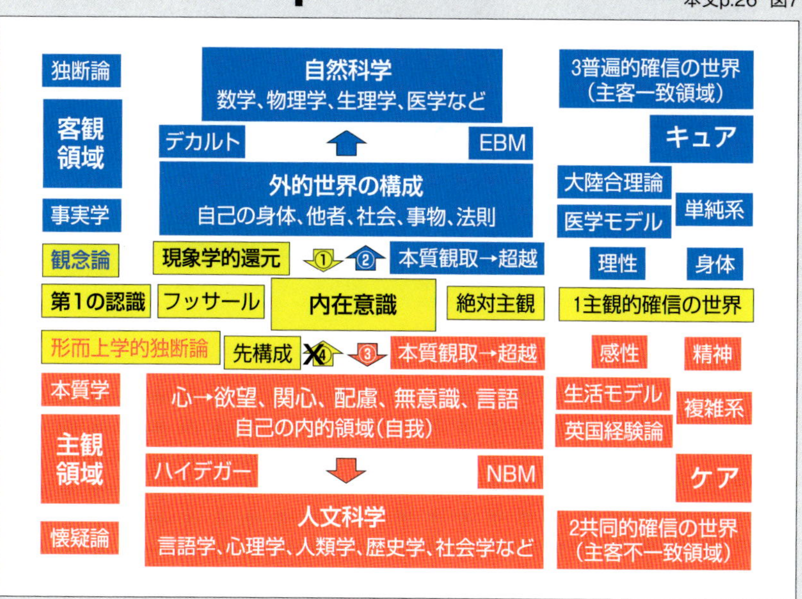

竹田青嗣（2012）『はじめてのフッサール「現象学の理念」』（文献4）p.231を参考

ナカノ理論における、自己(一人称)、他者(二人称)、社会(三人称)の関係

本文p.40　図10

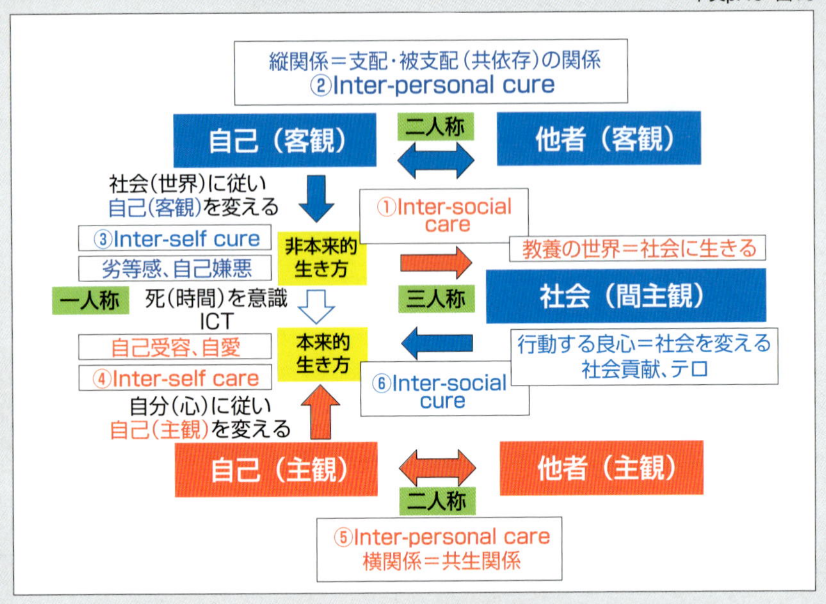

①Inter-social careから ⑥Inter-social cureへ

本文p.43　図11

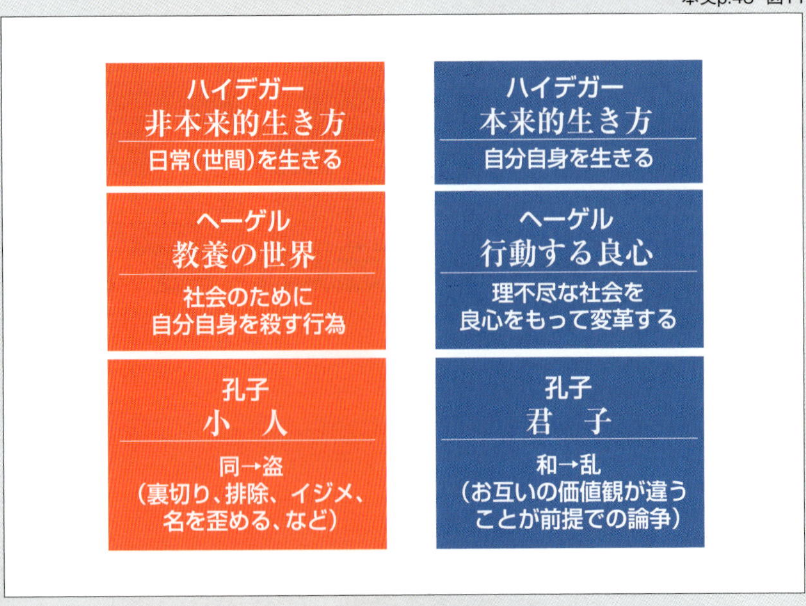

巻頭言

現場から生まれたケアそしてキュア

―ナカノ理論とその心意気

今回、畏友中野一司氏が、『続・在宅医療が日本を変える　キュアからケアへそしてケアからキュアへのパラダイムシフト―ナカノ理論の構築とその実践』と題して、在宅医療の本を上梓することになった。内容は、氏が日々の在宅医療のなかで、鍛え上げ、構築したいわゆる“ナカノ理論（問題解決理論）”を書き下ろしたもので、初作の『在宅医療が日本を変える　キュアからケアへのパラダイムチェンジ―【ケア志向の医療＝在宅医療】という新しい医療概念の提唱』（2012年12月刊行）の完成版である。この初作の中心教条は、「“家で死にたい”のではない。死ぬまで“家で生きたい”のである」ということで、目次は、

1　はじめに――在宅医療が日本を変える

2　村田理論におけるキュア概念とケア概念――“苦しみの構造”

3　病院医療（キュア志向の医療）と在宅医療（ケア志向の医療）

4　医療法人ナカノ会の13年の歩み

5　在宅医療と情報革命（ICT 革命）

6　情報革命（ICT 革命）と政治、社会変革

7　在宅医療とラップ療法

8　看取りの文化の創造――再びキュアからケアへのパラダイムチェンジ

9　終わりに：医療再生のシナリオ――地域包括ケアシステムの構築に向けて

であった。

今回の第２作は、第１作から４年間のインキュベーションが置かれて完成したものである。すなわち４年間の実践を経て、前作が熟成されてきたものとみなすことができよう。

今回の作では、前作のパラダイム“キュアからケアへ”が、より社会性という視点から鍛え上げられ、ケアを単なる家庭内のイベントではなく、地域包括ケアシステムという医療哲学へと止揚し、氏のいう「ナカノ理論」（問題解決理論）の構築となっているものと期待される。すなわち、【旧来の完全治癒（キュア）の見込みのない患者（多くは高齢者で、脳血管障害や悪性腫瘍、認知症等）などを、一個人、一家庭内の問題としてではなく、社会として受け止める制度の確立（ソーシャルキュア）であり、「“キュア・ケア志向の在宅医療（狭義）＝病院外（地域＝在宅や施設）医療＝慢性期医療”という新たな医療哲学」の提唱である】とされている。

具体的には、訪問診療、訪問看護、訪問服薬指導、訪問歯科診療などを広く社会科学の問題として捉え直して、理論構築したということであろう。このあたりは、中野氏の17年間に及ぶ日々の実践、苦闘のなかで構築されたものであり、やや難解な点もあるが、本書の第２部実践編では、中野氏をこのナカノ理論の構築へと導いた豊富な実例が紹介され、読みやすく、また納得のいく構成となっている。

奇しくも、時を同じくして、寝たきりの父の在宅介護に励む娘を静かに、淡々と描いた映画「まなざし」が制作されたという（『朝日新聞』2017年２月１日、「ひと」欄）。「BGM は流れない。台詞も少ない。……排泄処理で父のおむつを替える音。息がつまりむせる父。娘のため息――。静寂のなかの小さな音が劇場を包み込む。スクリーンで無言の２人のまなざしが向き合う。『日常の介護の姿から思いを巡らせてほしい』……。いつかは親を介護し、誰かに介護される宿命の超高齢社会の日本。介護職員として働く若い監督、卜部（うらべ）敦史氏（35歳）が映し出した93分。「寄り添い方は人それぞれ。その裏に尊さがきっと見えるはず」とこの欄に紹介されている。

最後に、本書の著者である中野氏のプロフィールをご紹介し、氏と長らく交流のあった私からの視点で、この本の巻頭の言葉としたい。

中野氏は鹿児島で生まれ、育った。一度薬学部（東京理科大学薬学部）を卒業してから、郷里の鹿児島大学医学部に入学し、卒後、私が所属していた鹿児島大学病院第３内科に入局した。この医局は神経内科学を主柱とする教室で、主任教授は、多くの神経難病の原因解明や、治療に尽力された故井形昭弘先生である。井形先生は鹿児島大学の学長を務められたあと、愛知の国立療養所中部病院院長、長寿科学センターの設立とセンター長、あいち健康の森健康科学総合センター、などの創設に関わられたのち、名古屋学芸大学学長の要職を務めながら、介護保険制度の導入に尽力された。この間、日本尊厳死協会の理事長も全うされた。

井形先生の「ケアタウン・ナカノ設立祝賀会のお祝いの文」として寄稿された一文（2014年３月16日）が本書の「あとがき」にも収載されているが、誠に残念なことに、先生は昨年（2016年８月12日）急逝された。先生がご存命であれば、この書の生誕を誰よりも喜ばれたであろうが、その点が残念である。ぜひ、墓前に献本して欲しい、という語を付け加えて、本力作の推薦の辞としたい。

2017年２月２日

鹿児島大学大学院医歯学総合研究科
システム血栓制御学　特任教授
丸山　征郎

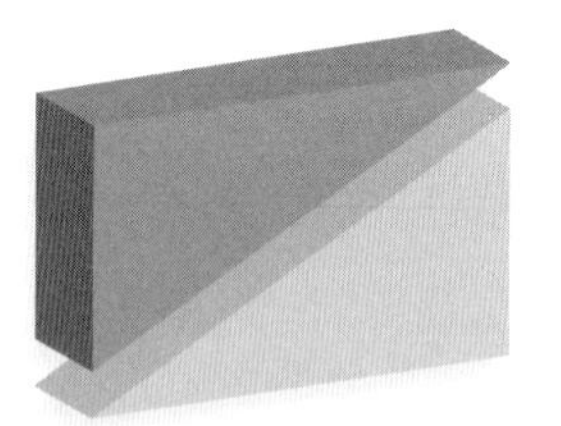

続・在宅医療が日本を変える

*

目次

第2部

実践編―ナカノ理論の実践（実際の事例を交えて）…61

装幀　市川美野里

序章　村田先生の“苦しみの構造”から ナカノ理論（問題解決理論）へ

前書『在宅医療が日本を変える　キュアからケアへのパラダイムチェンジ―【ケア志向の医療＝在宅医療】という新しい医療概念の提唱』(文献1)を2012年12月3日に上梓して、早4年の歳月が過ぎた。前書出版直後、衆議院の解散総選挙が実施されて自民党が政権を奪還し、政治におけるキュアからケアへの流れは逆流したような印象も受ける。だが、医療・介護分野における地域包括ケアシステム構築の流れは、2013年には国策(文献2)（**表1**）となり、どこの政党が政権をとっても、政治におけるキュアからケアへの流れ、すなわち成長社会から成熟社会への転換は、世界的な潮流と推察する。

この間、前書の内容を論文にして学会誌に投稿したが、査読において“キュアからケアへ”は、佐久総合病院の若月俊一先生たちが古くから提唱されていて、まったく新しい概念とは言えない、との指摘を受けた。そこで改めてキュアとケアの語源（定義）を調べてみた。しかし、村田久行先生の“苦しみの構造”におけるキュア・ケア概念(文献3)のように、キュアとケアを明確に定義した文献は、私の調べた範囲では見あたらなかった（本書「理論編」1章で紹介するように、キュア・ケア概念の議論は相当なされ

表1　社会保障制度改革国民会議報告書まとめ

これまでの医療（1970年代モデル）	これからの医療（2025年モデル）
● 体を治す医療	● 生活を支える医療
● 病院完結型	● 地域完結型
● 入院医療	● 在宅医療
● 救命、延命、治療	● 病気（合併症）と共存
● 社会復帰	● QOL（生活の質）、QOD（死の質）
● 寿命60歳代	● 寿命80歳代

出典：2013年、浅川澄一氏から提供。

ているのであるが、村田先生の“苦しみの構造”におけるキュア・ケア概念のような明確な定義は見あたらなかった)。唯一、竹田青嗣先生のフッサール現象学における主観と客観の捉え方は非常に参考になった(文献4)。

この学会誌における論文のやり取りの中で、村田先生とも直接メールでやり取りをしたが、村田先生の考えられる(“苦しみの構造”における)キュア・ケア概念と、私の考えるキュア・ケア概念(ナカノ理論)が、微妙に(哲学的には本質的に)違うことが判明した。村田先生のキュア・ケア概念はハイデガーの現象学(存在論)(文献5)をベースにしているが、ナカノ理論(問題解決理論)では竹田先生の解釈によるフッサール現象学(文献4)をベースにしている(「理論編」1章で詳述)。

ふり返れば、両者のズレは、2008年8月24日に鹿児島市で村田先生のセミナーを初めて受講した時から生じていた。私は、村田先生のセミナーで“苦しみの構造”におけるキュア・ケア概念を聴いて、「死にたいという願望(主観)の目的を達成するため、自ら死ぬ(客観を変える)手法である“自殺”はキュアでしょうか？」と質問した。村田先生の回答は明確で、「自殺はキュアではありません。何故なら、自殺は対人援助ではないから」であった。村田先生は、対人援助理論(村田理論)を説明する基礎概念として、“苦しみの構造”におけるキュア・ケア概念を定義されていたのである。

そこで、私は、村田先生の“苦しみの構造”を発展させて、客観と主観の不一致(ズレ)により諸問題が生じる“問題の構造”を提起し、問題解決において、客観領域(事物、自然科学の領域)を変える問題解決の手法をキュア、主観領域(心、精神、人文科学の領域)を変える問題解決の手法をケアと定義し直した(ナカノ理論＝問題解決理論の構築)。すなわち、自殺は、村田理論(対人援助理論)ではキュアではないが、ナカノ理論(問題解決理論)ではキュア(セルフキュア)となる。ここに村田理論(対人援助理論)からナカノ理論(問題解決理論)への転換があり、村田先生の“苦しみの構造”のキュア・

ケア概念を基礎にして書かれた前書を、本書では「ナカノ理論」（“問題の構造”におけるキュア・ケア概念＝問題解決理論）で全面的に書き直した（第１部「理論編」）。また、第２部（実践編）では、実際の在宅での事例を提示し、それぞれの事例をナカノ理論（問題解決理論）で解説した。

本書では、ナカノ理論（問題解決理論）を用いて、従来の“キュア志向の病院医療＝病院内（入院や外来）医療＝急性期医療”に対し、“キュア・ケア志向の在宅医療（狭義）＝病院外（地域＝在宅や施設）医療＝慢性期医療”という新たな医療哲学を提唱する（**表２**）。

表２　ナカノ理論における、
キュア志向の病院医療＝病院内（入院や外来）医療＝急性期医療と、
キュア・ケア志向の在宅医療（狭義）＝病院外（地域＝在宅や施設）医療＝慢性期医療
の医療哲学の違い

①キュア志向の病院医療
＝病院内（入院や外来）で行われる医療
＝治療（キュア）が優先される医療（キュア）
＝病気（疾患）が優先される医療
＝急性期医療
②キュア・ケア志向の在宅医療（狭義）
＝病院外（地域＝在宅や施設）で行われる医療
＝生活（ケア）が優先される医療（キュア）
＝人（生活）が優先される医療
＝慢性期医療

ここでいう“キュア・ケア志向の在宅医療（狭義）＝病院外（地域＝在宅や施設）医療＝慢性期医療”とは、医療従事者の展開する在宅医療で、具体的には訪問診療、訪問看護、訪問服薬指導、訪問歯科診療などを指す。

また、キュア・ケア志向の在宅医療（狭義）とケア志向の介護を合わせて、“ケア志向の在宅医療（広義）＝病院外（地域＝在宅や施設）医療・介護”と再定義する。すなわち、前書で提唱したケア志向の在宅医療は、本書ではケア志向の在宅医療（広義）＝キュア・ケア志向の在宅医療（狭義）＋ケア志向の介護で、キュア志向の病院医療とケア志向の介護をつなぐ医療がキュア・ケア志向の在宅医療（狭義）となる。そして、“キュア・ケア志向の在宅医療（狭義）＝病院外（地域＝在宅や施設）医療＝慢性期医療”という新たな医療哲学を構築・確立・普及させる作業が、現在進行中の医療改革において最重要課題だと考えて、具体的に行動している（前書、本書執筆の大きな目的はここにある）。

前書を上梓した2012年度は、地域包括ケアシステム構築のための在宅医療元年の年度と位置づけられている。2012年度は、６年に一度の診療報酬・介護報酬の同時改定年度で、急性期病院の集約化・機能強化（機能分化）を推し進め、在宅医療の推進と介護との連携を強化し、地域包括ケアシステムの構築を促すものであった。

また2012年度は、全国105カ所の事業所で在宅医療連携拠点事業が展開され、医療法人ナカノ会もその一事業所として在宅医療連携拠点事業を展開した。その後、日本医師会は在宅医療の推進に大きく舵を切り、国を挙げての在宅医療推進、地域包括ケアシステムの構築に拍車がかかっているのが現状である。団塊の世代が75歳を迎える2025年までに、これらの改革を実行しないと日本国自体が存続できないほどの、危急存亡の時である。

医療法人ナカノ会では、2012年度の在宅医療連携拠点事業に引き続き、2014年３月１日には、ケアタウン・ナカノ（サービス付き高齢者向け住宅〔サ高住〕＋介護サービス）を開始した（ケアタウン・ナカノ構想の第１期計画を実施）。また、2017年６月１日には、現在の法人本部から２km 離れた場所にあるケアタウン・ナカノ敷地内に、ナカノ在宅医療クリニック、ナカノ訪問看護ステーション、ナカノ居宅介護支援事業所を一体化・移設して、ナカノ在宅医療連携拠点センターを開設する計画である（ケアタウン・ナカノ構想の第２期計画）。

現在進行中の医療崩壊（医療再生）は、キュア志向の病院医療の崩壊と再編（集約化と機能強化）である。その病院医療崩壊（再編）後に現れる地域包括ケアシステムの中核的な担い手は、“キュア・ケア志向の在宅医療（狭義）＝病院外（地域＝在宅や施設）医療＝慢性期医療”と考える。

病院医療崩壊（再編）の先に見えてくる我が国の医療再生のシナリオは、

①キュア志向の病院医療＝病院内（入院や外来）医療＝急性期医療の集約化・機能強化

②“キュア・ケア志向の在宅医療（狭義）＝病院外（地域＝在宅や施設）医療＝慢性期医療”という新たな医療哲学の確立・周知・普及

③キュア・ケア志向の在宅医療（狭義）＋ケア志向の介護＝ケア志向の在宅医療（広義）＝病院外（地域＝在宅や施設）医療・介護の普及・連携・再編

と考える。

そしてこれら、①集約化・機能強化された急性期医療（キュア志向の病院医療）＝病院内（入院、外来）医療と、③普及・連携・再編されていくケア志向の在宅医療（広義）＝病院外（地域＝在宅や施設）医療・介護は、相補的に連携しながら地域全体の医療・介護を変革していき、その行き着く先に地域包括ケアシステムを展望できる（「理論編」２章で詳述）。そして、これらの方向性は、2012年度診療報酬・介護報酬の同時改定で方向づけられ、2013年の社会保障改革国民会議で国策となった(文献２)(**表１**)。

2009年の政権交代時に旧民主党政権が掲げていたコンクリート（キュア）からヒト（ケア）への政策理念は、どの政党が政権をとっても、今後実践しなくてはならない重要な政策課題である。2025年に向けて、さらなる少子高齢社会、多死社会を迎えるにあたり、キュア偏在政治からキュア・ケアバランス政治へのパラダイムシフトは必須と思われる。経済至上主義＝競争＝キュア、相互扶助＝支えあい（社会的共通資本）＝ケアとすれば、キュアとケアは二者択一ではなく、常に共存（混在）する相補的な問題解決の手法で、キュアとケアの重要度は、局面・局面で変動するというのがナカノ理論（問題解決理論）の核心である（「理論編」1章で解説）。その意味で、前書で用いたパラダイム“チェンジ”の言葉は、本書ではパラダイム“シフト”に変えた。キュアとケアの比は連続的、可逆的に変わりうるという意味で、チェンジをシフトに変えたのである。

「キュアからケアへのパラダイムシフト」のフレーズは、資本主義経済の発展によるキュア（成長）偏在主義が、超高齢社会（キュアの重要性が薄れる社会）において、その重要度がキュアからケアへ転じて（シフトして）いく、という意味だと考えている。また情報社会の到来が、この（キュアからケアへの）動きに拍車をかけるにちがいない（「理論編」4章で詳述）。病院中心システム（キュア志向）から地域包括ケアシステム（キュア・ケア志向またはケア志向）という流れも、その潮流の一環として捉えることができる。経済至上主義で、社会的共通資本が失われたとしたら、おそらく今後は社会的共通資本を再生（ソーシャルキュア、「理論編」3章で詳述）する方向に世界は転じ、現在私たちの国で展開されている地域包括ケアシステムへの動きは、キュアからケアへのパラダイムシフトという流れの中で、今後、世界をリードしていくものと思われる。

ナカノ理論（問題解決理論）においては、キュアとケアは同格であり、相補的に機能し、可逆的にシフトする。その意味で、本書のサブタイトルは、“キュアからケアへそしてケアからキュアへのパラダイムシフト”とした。

いま起きている、日本社会（世界）の激流的変化の根源は、情報（ICT）革命がベースであろう。インターネットやツイッター、フェイスブック、ラインなど、ICT（Information and Communication Technology）が劇的に、社会を縦社会から横社会に変えている（「理論編」3章、4章で詳述）。キュアからケアへのパラダイムシフトが可能なのは、ICTの環境で、人々が恐ろしいくらいのローコストで、人（主観）とヒト（主観）との情報交換が可能となったことが大きな要因と考えられる。今日、情報は隠す時代から、さまざまな情報に対し説明責任が求められる時代に転換（シフト）してきたのだ。

前書を上梓して4年が経過したが、この間の地域包括ケアシステムへの流れは激流化し、国の形を変えようとする勢いである。そして、地域包括ケアシステムの中核は“キュア・ケア志向の在宅医療（狭義）＝病院外（地域＝在宅や施設）医療＝慢性期医療”である。これはまさに本書のタイトルのごとく、“在宅医療が日本を変える”のである（ソーシャルキュア）。地域包括ケアシステムは、システム（仏、キュア）が構築できても、“キュアからケアへのパラダイムシフト”の哲学（魂、ケア）が構築できなければ、“仏作って魂入れず”で、うまく機能しないだろう。

村田先生の“苦しみの構造”を発展させたナカノ理論（問題解決理論）で展開する“キュア・ケア志向の在宅医療（狭義）＝病院外（地域＝在宅や施設）医療＝慢性期医療”の新たな医療哲学が、在宅医療の推進および地域包括ケアシステムの構築（ソーシャルキュア）に大きく貢献することを願って、前書(文献1)に続き、本書を上梓する。

第1部
■
理論編

ナカノ理論
（問題解決理論）

1章 ナカノ理論(問題解決理論)の構築

“問題の構造”におけるキュア概念とケア概念

1-1 キュアからケアへ

超高齢社会を迎えた現在までに、医療界では、キュア（cure）からケア（care）への転換が重要といわれてきた。しかし、キュアとケアは、それらの定義が曖昧で、統一された概念が確立されていないのが現状である。

三井は、ケアを、「自らの関わる他者の『生』を支えようとする働きかけ」と定義した(文献6)。この定義に従えば、キュア＝治療も「自らの関わる他者の『生』を支えようとする働きかけ」（対人援助）であり、キュアはケアに包含される。歴史的に「キュアからケアへ」の文脈の中には、キュアはケアに包含され、キュア（狭い意味での医療という対人援助）からケア（介護も包含する対人援助）へ広げようというニュアンスが含まれていた（**図1**）。

図1 キュアからケアへ

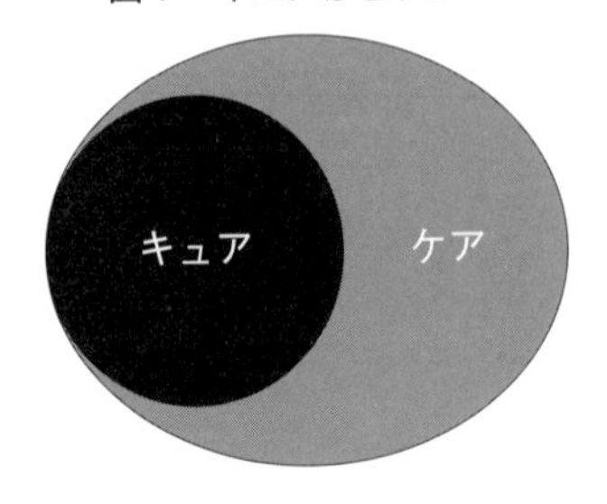

山根らは、三井の著作(文献6)のレビューエッセイにおいて、「ケア」とは、「他者の『生』を支えようとする働きかけ」（対人援助）ではなく、「『生』の固有性に開かれる働きかけ」であって、キュア＝「治療」とは明確に区別すべきであるとコメントしている(文献7)。このコメントにおいて、ケア＝「『生』の固有性に開かれる働きかけ」＝他者の主観への働きかけ、キュア＝「治療」＝他者の客観への働きかけ、とも解釈できる。

本書では、村田の“苦しみの構造”を発展させた“問題の構造”を提起し、“問題の構造”におけるキュア概念とケア概念を、新たに明確に再定義する（ナカノ理論＝問題解決理論の構築）。また、この新たに構築されたナカノ理論（問題解決理論）を用いて、従来の“キュア志向の病院医療＝病院内（入院や外来）医療＝急性期医療”に対し、“キュア・ケア志向の在宅医療（狭義）＝病院外（地域＝在宅や施設）医療＝慢性期医療”という新たな医療哲学を提唱し、在宅医療の言語化（学問化）を試みる。

さらに、キュア・ケア志向の在宅医療（狭義）とケア志向の介護を合わせて“ケア志向の在宅医療（広義）＝病院外（地域＝在宅や施設）医療・介護”と再定義する。すなわち、前書[文献1]で定義したケア志向の在宅医療は、本書ではケア志向の在宅医療（広義）＝キュア・ケア志向の在宅医療（狭義）＋ケア志向の介護＝病院外（地域＝在宅や施設）医療・介護、となる。

1-2　ナカノ理論(問題解決理論)の構築

村田は、その著書[文献3]において“苦しみの構造”を提示し、人間の苦しみとはその人の置かれている①客観的状況と、その人の②主観的な想い・願い・価値観との「ズレ」から生じ、その「ズレ」がその人の苦しみを構成すると述べた（前書[文献1] 2章を参照）。

この「ズレ」を小さくする行為が対人援助であって、その方法論として、⑴キュア概念と⑵ケア概念という2つの異なるアプローチを示した。村田の提唱する⑴キュア概念と⑵ケア概念の定義は、以下のものである（**図2**）。

図2　苦しみの構造

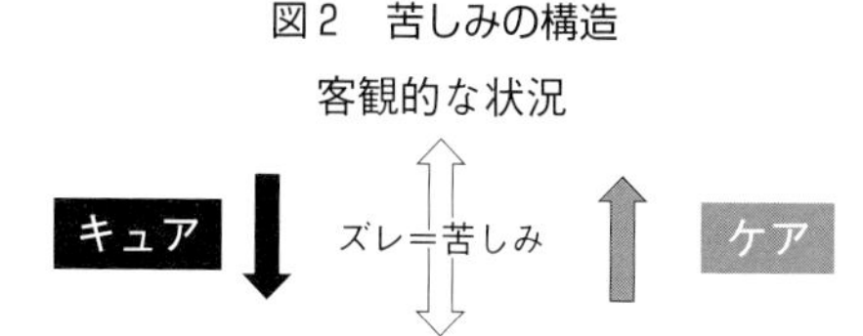

⑴キュア概念：科学技術を用いて①患者の客観的な状況を変化させ、それを患者の②主観的な想い・願い・価値観に合

致させる「キュア（治療）」という対人援助。

(2)ケア概念：関係性にもとづき、関係の力で患者自身の②主観的な想い・願い・価値観がその①客観的状況に沿うように変わるのを支える「ケア」という対人援助。

村田は“苦しみの構造”とそれに関連するキュア概念とケア概念を“対人援助”における基礎概念に限定したが、私はこの“苦しみの構造”はもっと広く“問題の構造”に発展可能と考えた。“問題の構造”では、対人援助（二人称）のみではなく、セルフキュアとセルフケア（一人称）、そしてソーシャルケアとソーシャルキュア（三人称）の（関係）概念も包括する。

本書では、“問題の構造”を提示し（**図3**）、いろいろな問題は①客観（現実）と②主観（理想・希望・価値）の「ズレ」から生じ、問題解決の手法として(1)キュア概念と(2)ケア概念を、以下のように再定義する（ナカノ理論＝問題解決理論の構築）。

(1)キュア概念：①客観を変えて②主観に近づける問題解決の手法がキュア。

(2)ケア概念：②主観を変えて①客観に近づける（主観が客観を受け入れる）問題解決の手法がケア

例えば、ナカノ理論（**図3**、口絵カラー参照）では、①客観＝癌であるという状況と、②主観＝癌が治りたいという“問題の構造”において、①客観を変える＝癌を治す問題解決の手法がキュアであり、②主観＝“癌が治りたいという気持ち”を、“癌とともに生きるという気持ち”に変える（癌という客観＝現実を主観が受け入れる）問題解決の手法がケアである。

図3　問題の構造（ナカノ理論）

客観＝現実
（癌である）

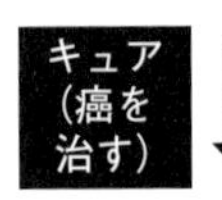

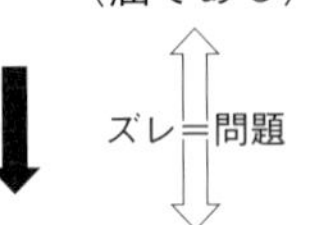

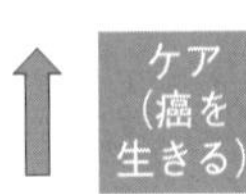

主観＝理想・希望・価値
（癌が治りたい）

村田久行（1998）『改訂増補　ケアの思想と対人援助』（文献3）p.45を参考

ナカノ理論、すなわち“問題の構造”におけるキュア概念とケア概念において、「少年よ、大志を抱け」の大志（主観）に即して一人前の人間になる（客観を変える）努力（問題解決の手法）は（セルフ）キュアで、「足る（客観＝現実）を知る（主観が変わる→客観を受け入れる）」（問題解決の手法）は（セルフ）ケアとなる。

「臨床医学は不確実性のサイエンスであり、確率のアートである（Medicine is a science of uncertainty and an art of probability.）」とは、米国臨床病理学の創始者である William Osler の言葉である(文献8)。ナカノ理論では、キュア＝確率のサイエンス、ケア＝不確実性のアートとなり、Osler の言葉は「臨床医学はケアを伴う（不確実性の）キュア（サイエンス）であり、キュアを伴う（確率の）ケア（アート）である」となる。

このように、ナカノ理論（問題解決理論）では、問題解決の手法においてキュアとケアは常に共存（混在）し、相補的に機能すると考えている。

図4は、癌における治療（キュア）と緩和ケア（ケア）の関係図である。**図4**上図のように、ぎりぎりまで癌治療（キュア）をして、治療（キュア）が不能になったある時点で緩和ケア（ケア）に切り替えるのではなく、下図のようにキュア（癌治療）とケア（緩和ケア）は常に共存（混在）して、病気（癌）の進行に応じて徐々にキュア志向からケア志向へ移行（シフト）するほうが望ましいと考えられている。

しかし日本の癌医療の実態は、**図4**上図に近い。例えば、癌の治療において、手術も放射線療法も化学療法（キュア）もし尽くし、いよいよこれ以上キュアができないという状態（癌末期状態）に陥った時点で、病院主治医からホスピス病棟や在宅医療を勧められることが多いのが現状である。このような事態は、病院の医師がキュ

図4　癌におけるキュア（癌治療）からケア（緩和ケア）へ

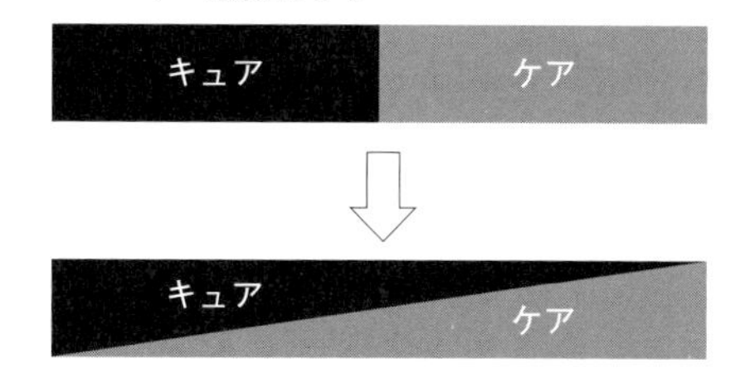

ア・ケア志向の在宅医療（狭義）の哲学（概念）を知らない、つまりその経験も教育も受けていないことにより起こると考えられる。

この場合、キュア志向の患者は、キュア志向の病院主治医から、キュアの“はしご”をはずされた（見捨てられた）感情になる。そうならないように、**図4**下図のように癌と診断された時点から、手術（キュア）を行い、さらに再発しても放射線治療や抗がん剤治療を受け（キュア）ながら仕事ができ（ケア）、もともとの病気の治療（キュア）が及ばない段階になってもモルヒネで痛みを取りながら（緩和キュア→薬物で痛みを取ることは客観を良くする行為で、ナカノ理論ではキュアである）、残りの人生を楽しく生きることができるよう支援（緩和ケア）する。すなわち、キュアしながらケアしていくこと（キュアからケアへのなだらかな移行）が重要なのである。このように、ナカノ理論（問題解決理論）において、キュアとケアは問題解決の手法として相補的に混在・機能し、連続的・可逆的にシフトしていく。

図4下図において、キュア指数とケア指数を**図5**のように定義すれば、キュア指数＋ケア指数＝1となる。この関係図において、同じ患者さんでも、病期が進行すれば、キュア指数は1→0に、ケア指数は0→1に連続的に移行（シフト）する。また同じ患者さんでも安定している時はキュア指数が低くケア指数が高いが、肺炎などを起こすとキュア指数が高くなりケア指数が低くなる（図で右から左にシフトする）。また、「医療の質＝キュアの量×キュア指数＋ケアの量×ケア指数」と数式化できる。本書において、

図5 キュア指数とケア指数

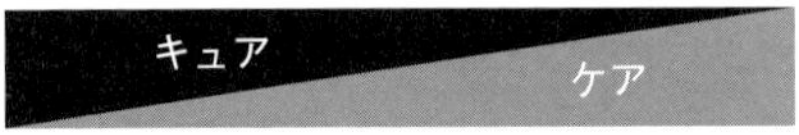

キュア指数＝キュアの重要度／（キュアの重要度＋ケアの重要度）
ケア 指数＝ ケア の重要度／（キュアの重要度＋ケアの重要度）

キュア指数＋ケア指数＝1

病期が進行する（終末期に近づく）につれて、上図左→右へシフト
キュア指数：1→0へ、ケア指数：0→1へ

落ち着いた療養生活→肺炎を起こした場合
上図右の位置（ケア指数が高い）→上図左の位置（キュア指数が高い）へ

医療の質＝適切なキュアの量×キュア指数＋適切なケアの量×ケア指数
（“適切な”の言葉の中には費用対効果の意味を含む）

キュア志向＝キュア指数が高い、ケア志向＝ケア指数が高いということで、キュア志向の病院医療＝キュア指数の高い病院医療、ケア志向の在宅医療（広義）＝ケア指数の高い在宅医療（広義）と考えてよい。

このように、ナカノ理論（問題解決理論）では、“問題の構造”におけるキュア概念とケア概念は、ともに「問題解決」の手法であって、「問題解決」の手法にはキュアとケアが常に共存（混在）していて、相補的に機能する。ある「問題解決」の手法（一つ一つの行為）について、これはキュアなのかケアなのか、意識の志向性を意識することは、自分自身の（医療・介護）行為を分析し、意思決定していく上で、極めて重要な作業である。

例えば、**図6**において、黒に注目すれば向き合ったヒトの顔が2つ見えるが、白に注目すれば杯に見える。このように同じものでも、意識の志向性を変化させる（見方を変える）ことで、まったく別なものが現れて（見えて）くる（現象学の理論）。だからこそ、問題解決の手法において意識がキュアに志向しているのか、ケアに志向しているのか、自らを問い意識することは、医療・介護の実践上、極めて重要な作業となってくるのである。

図6　だまし絵

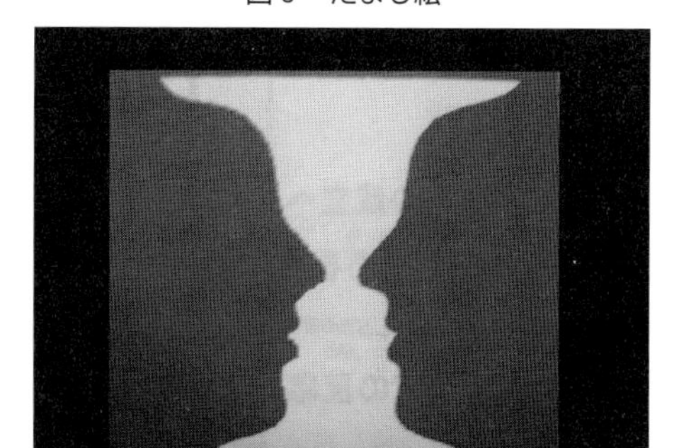

1-3　フッサール現象学におけるナカノ理論(問題解決理論)の考え方

村田理論（対人援助論）はハイデガーの存在論（現象学）を基礎理論としている(文献3)のに対し、ナカノ理論（問題解決理論）はフッサール現象学（竹田解釈）を基礎理論としている。

図7（口絵カラー参照）は、竹田の著書(文献4)のp.231の図を、私

図7　ナカノ曼荼羅

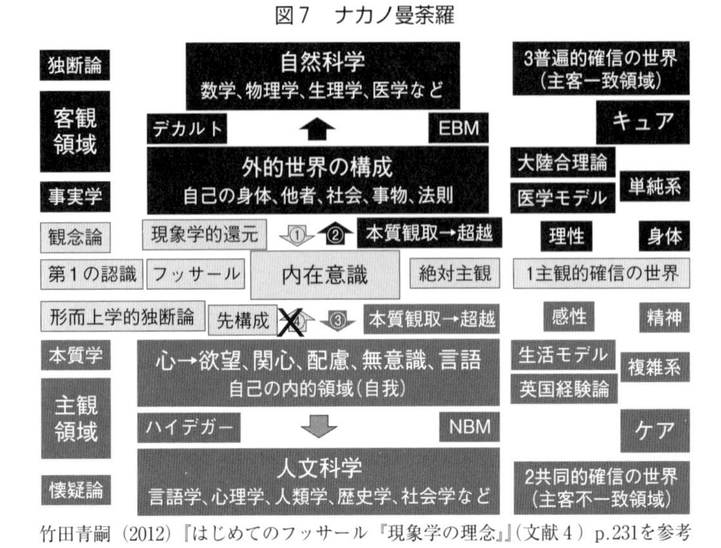

竹田青嗣（2012）『はじめてのフッサール『現象学の理念』』（文献４）p.231を参考

なりに書き換えたものである。**図7**において、青領域が客観領域、黄色領域＋赤領域が主観領域である（本文中**図7**では、黒：客観領域／薄いグレー＋濃いグレー：主観領域）。

ナカノ理論（問題解決理論）における“問題の構造”では、問題は客観と主観の不一致（ズレ）により起こるとする。だが、元来、客観と主観は一致し得ないというのが哲学の大原則である。何故なら、主観（認識）はあくまで自己の（心の）中での出来事であり、客観は自己（心）の外の世界（自己自身を含む）で、主客の一致は論理的にあり得ないからである。

ところが、**図7**の青（黒）の領域（事物、自然科学の世界）では、主客の一致を前提（当然のこと）としている。一方、赤（濃いグレー）の領域（心、精神、人文科学の世界）では主客の一致は不可能と考えられている（哲学の原則）。産業革命以来の自然科学手法の大成功により、自然科学における主客一致をベースにした学問体系の構築理論が人文科学の領域にも及び、人文科学部門の混乱（さまざまな学説、学派の乱立）を招いている、というのがフッサールの主張である(文献4)。そして、フッサールは学問の統一性を目指して、現象学を誕生させたのである。

すなわち、これらの混乱を回避するために、フッサールは「現象学的還元」という方法で、内在意識（**図7**の黄色〔薄グレー〕領域）を確保する方法を提唱した。フッサール現象学においては、内在意識（明確に自己で意識できる領域）が最重要である。この内在意識は、けっして疑うことのできない（不可疑）領域で、明確に自己で意識できる領域（明証領域）である。この内在意識を獲得するために行う作業が「現象学的エポケー」（いったん方法論的に客観を忘れる）という方法で、それにより、客観を認識、意識、再構成する主観領域＝内在意識をつくり出す（確保する）。この内在意識を確保する作業を「現象学的還元」（客観を内在意識〔主観〕に還元する）と呼んだ（**図7**、矢印①）。

さらに、内在意識から客観領域を再構成し、世界（事物や概念、理論）の確信を得る（矢印❷、本質観取→超越）。例えば、リンゴを見て、「この赤く、丸く、つやつやしたものは、自分の経験とも照合して、リンゴに違いない」と内在意識（不可疑の意識領域）で確信（確信は超越→可疑の意識領域）する。そして、この確信は内在（疑い得ないもの）からの超越である（だから確信はいつでも正しいとは限らない）。

そして、この確信、人間なら誰でも普遍的一致（間主観）を得られる領域が、自然科学が対象とする領域、すなわち客観領域での普遍的確信の得られる世界（**図7**の青〔黒〕領域）である(文献4)。だから、（事物や法則などを対象とする）自然科学の領域では、主客の一致を前提として議論しても、まったく矛盾を生じない（1＋1は誰が考えても2なのである→1、＋、2の概念が確定されていると仮定して）。

矢印❸は、内在意識（不可疑の主観領域）から心、精神、存在（価値、意味）、感情の領域（可疑）への本質観取→超越である。価値、意味、感情の伴う世界（赤〔濃いグレー〕領域、心の領域、人文科学の領域）では、ある集団だけ（文化、宗教など）に限局して共同的確信（間主観）が得られ、けっして人類一般に通じる普遍的な確信は得られない世界（領域）で、正解のない世界（領域）である。心の世界にあるのは、各主観の価値、意味であり、間主観の一致はあっても、普遍的な一致は得られず、正解のない世界である（各自、心の中の領域＝主観領域は、意味、価値が違って当然）。まさに、金子みすゞの「みんなちがって、みんないい」の世界である。

青（黒）領域は、自然科学の対象となる事物や理論を扱う領域で、主客一致を当然（前提）とする。一方、赤（濃いグレー）領域は人文科学の領域であり、心や精神の問題など、価値や意味が伴う、主客一致不能領域である（**図7**参照）。

フッサールの直弟子であるハイデガーは、この内在意識から出発して「存在論」に至った（**図7**の矢印❸）(文献5)が、人間の存在自体が内在意識をつくり出す（先構成）という逆転の発想（**図7**の④）から、ハイデガーの現象学（現在主流の現象学）はフッサール現象学とは別のものになってしまった、というのが竹田の主張である(文献4)。

ハイデガーの「先構成」（**図7**の④）は、フッサール現象学からみれば禁じ手で、超越から内在意識を構成することは、人文科学の領域での主客一致を容認するようなものだからである。そしてこのことが、ハイデガーの流れをくむ現在主流の現象学からのフッサール現象学批判の源で、混乱の原因であると竹田は主張する。同様に、自然科学からのフッサール現象学批判は、内在意識（主観）が世界（客観）を構成するという点で、観念論と批判されている。

おそらく、客観（デカルトの世界）と主観（ハイデガーの世界）との相互作用で世界（社会）は構成されるというのが本質なのだろうが、デカルトのコギト（考える我）を参考に、客観世界から内在意識を抽出し（現象学的還元）、内在意識を出発点にして、客観（自然科学）と主観（存在論、人文科学）との（統一学問の）世界を確立するのがフッサール現象学のスタンスである。これを、存在論を母体とする（現在主流の）現象学の世界（主観領域）からみれば、フッサール現象学は形而上学的独断論になり、自然科学の世界からフッサール現象学をみれば観念論（意識至上主義）と映るのである、というのが竹田（フッサール）の主張である（**図7**）[文献4]。

ナカノ理論（問題解決理論）において、問題は青の領域の内在意識（黄色領域）認識と赤の領域の内在意識（黄色領域）認識の不一致（ズレ）によって起こり、問題解決における、青の領域（客観領域）の内在意識を変える（＝客観そのものを変える）手法がキュア、赤の領域（主観領域）の内在意識を変える手法がケアとなる。すべての人間が、自己の内在意識を介して世界の双方（客観＝青領域と主観＝赤領域）を認識しているのである。

「実践編」2章で述べる“死ぬ時は、苦しくない―究極のケア”の“苦しみ”は、自己において、明確に意識できるこの“内在意識”が確保できる意識レベルの時に生じると考えている。

2章 ナカノ理論における、キュア・ケア志向の在宅医療(狭義)と地域包括ケアシステム

“キュア・ケア志向の在宅医療(狭義)＝病院外(地域＝在宅や施設)医療＝慢性期医療”という新たな医療哲学の構築

2－1 ナカノ理論における、“キュア・ケア志向の在宅医療(狭義)”という新たな医療概念の提唱

本書では、ナカノ理論（“問題の構造”におけるキュア概念・ケア概念）（p.22、**図３**、口絵カラー参照）を用いて、従来の“キュア志向の病院医療”に対し、“キュア・ケア志向の在宅医療（狭義）”という新たな医療の概念を提唱する。キュア・ケア志向の在宅医療（狭義）とは、医療従事者の行う在宅医療で、具体的には、訪問診療、訪問看護、訪問服薬指導、訪問歯科診療などを指す。

また、このキュア・ケア志向の在宅医療（狭義）とケア志向の介護をまとめて、ケア志向の在宅医療（広義）と再定義する。前書(文献１)で提唱したケア志向の在宅医療は、本書では、ケア志向の在宅医療（広義）＝キュア・ケア志向の在宅医療（狭義）＋ケア志向の介護となる（**表３**）。

表３　ナカノ理論における、キュア志向の病院医療とキュア・ケア志向の在宅医療（狭義）、ケア志向の在宅医療（広義）の定義（再定義）

①キュア志向の病院医療
【治す病院医療】
②キュア・ケア志向の在宅医療（狭義）
訪問診療や訪問看護、訪問服薬指導、訪問歯科診療など
【治し・支える医療】
③ケア志向の在宅医療（広義）
【支える医療・介護】
②キュア・ケア志向の在宅医療（狭義）＋ケア志向の介護

2-2　ナカノ理論における、“キュア・ケア志向の在宅医療(狭義)＝病院外(地域＝在宅や施設)医療＝慢性期医療”という新たな医療哲学の構築

本書では、ナカノ理論を用いて、従来の医療概念（哲学）である“キュア志向の病院医療＝病院内（入院や外来）医療＝急性期医療”に対し、“キュア・ケア志向の在宅医療（狭義）＝病院外（地域＝在宅や施設）医療＝慢性期医療”という新たな医療哲学を提唱する。

現在、日本（世界？）の医療のほとんどは、急性期、慢性期にかかわらず、“キュア志向の病院医療＝病院内（入院や外来）医療”（治す医療）の哲学で実践されている。“キュア志向の病院医療＝病院内（入院や外来）医療”（治す医療）が病気そのものを対象にするのに対し、“キュア・ケア志向の在宅医療（狭義）＝病院外（地域＝在宅や施設）医療”（治し・支える医療）は病気を抱えた人の生活（ケア）を対象にする。同じ病院内で行われる医療でも、急性期医療は“キュア志向の病院医療＝病院内（入院や外来）医療”（治す医療）の哲学で実践されて当然であるが、慢性期医療は“キュア・ケア志向の在宅医療（狭義）＝病院外（地域＝在宅や施設）医療”（治し・支える医療）の哲学で実践される医療であるべき、というのが本書（私）の主張である。

私たち医師が医学部時代に学んだ医療は、すべて病院内（入院や外来）で行われる医療であり、病気を検査し、治療することが目的であった。そして、私たち医師の問題解決への意識の多くはキュア（病気の治療）を志向しており、これが、本書で定義する“キュア志向の病院医療＝病院内（入院や外来）医療＝急性期医療”である。これに対し、キュア・ケア志向の在宅医療（狭義）は、病院外（地域＝在宅や施設）の生活の場で展開される医療であり、検査や治療（キュア）より生活（ケア）が優先される医療（キュア）である。これが、本書で新たに提唱する“キュア・ケア志向の在宅医療（狭義）＝病院外（地域＝在宅や施設）医療＝慢性期医療”という新たな医療哲学である。

表2（再掲） ナカノ理論における、
キュア志向の病院医療＝病院内（入院や外来）医療＝急性期医療と、
キュア・ケア志向の在宅医療（狭義）＝病院外（地域＝在宅や施設）医療＝慢性期医療
の医療哲学の違い

①キュア志向の病院医療
＝病院内（入院や外来）で行われる医療
＝治療（キュア）が優先される医療（キュア）
＝病気（疾患）が優先される医療
＝急性期医療
②キュア・ケア志向の在宅医療（狭義）
＝病院外（地域＝在宅や施設）で行われる医療
＝生活（ケア）が優先される医療（キュア）
＝人（生活）が優先される医療
＝慢性期医療

ナカノ理論における、これら２つの医療哲学の違いをまとめてみたのが**表２**である（p.13のものを再掲）。

病気や障害があっても、病院外（地域＝在宅や施設）の生活の場で、最期まで生活（ケア）してもよいことを医療（キュア）的に保障する医療が、“キュア・ケア志向の在宅医療（狭義）＝病院外（地域＝在宅や施設）医療＝慢性期医療”である。病院外の生活（ケア）の場で“キュア・ケア志向の在宅医療（狭義）＝病院外（地域＝在宅や施設）医療＝慢性期医療”を提供した結果が、病院外の地域（在宅や施設）での看取りに結びつく。

多くの国民は、住み慣れた地域（在宅や施設）＝生活の場で、最期まで生きたい（暮らしたい）と考えている。だから、看取りは国の財源確保の目的（キュア）ではなく、患者の望む医療を実践した結果（ケア）が、住み慣れた地域（在宅や施設）＝生活の場での看取りに結びつくのである。そして、このことが、結果的に医療費を抑える。看取りは、（財源確保の）目的（キュア）ではなく、（患者の望む医療を実践した）結果（ケア）であることは、非常に重要な視点であることを強調したい。

前述したように、現在多くの慢性期医療はキュア志向の病院医療

(治す医療) の哲学で実践されている (例えば食事ができなくなればすぐ点滴を、という医療)。ここに、現在の慢性期医療の大きな問題点が内包されているのである。私たち医師は、急性期医療であろうが慢性期医療であろうが、その意識のありようは基本的にキュア志向である。医師は、医学教育において、治す医療 (キュア) = 病院内 (入院や外来) 医療しか学んでおらず、また病院内 (入院や外来) の現場経験に留まる限り、医師の意識はキュア志向の領域を脱しきれない。

医師の意識をキュア志向からケア志向に変容 (シフト) させるのは、病院外 (地域 = 在宅や施設) の現場での医療経験である (「実践編」1章で詳述)。

地域包括ケアシステムの構築に向けた今後の医療改革において、ナカノ理論における "キュア・ケア志向の在宅医療 (狭義) = 病院外 (地域 = 在宅や施設) 医療 = 慢性期医療" という新たな医療哲学を構築・確立・普及する作業が最重要課題と考えて、本書を執筆している。

2-3　ナカノ理論における、医療崩壊と医療再生

近年、医療崩壊が叫ばれて久しい(文献9)。その原因として、大学の独立法人化、臨床研修義務化、病院医療から在宅医療への政策誘導など、国が制度をいじるから、医局や医療が崩壊するという議論がある。また、国が診療報酬を操作したため、医療崩壊が起きたという議論もある。

これらの議論も一理あるが、おそらく、国が政策誘導するから医療システムが崩壊するのではなく、超高齢社会を迎え、疾患構造が急性期疾患から慢性期疾患へ変化して、従来のキュア (治療) 志向の病院医療を中心とした医療システム・哲学では現状 (超高齢社会) に対応できなくなってしまったため、キュア志向の病院医療 (特に慢性期のキュア志向の病院医療) が崩壊しているのが現状であろう。

超高齢社会を迎え、増えているのは病人 (急性期疾患) ではなく、障害者 (加齢に伴う障害を抱える慢性期疾患) である。従来のキュア

志向の病院医療を中心とした医療システム・哲学は、病人を対象としたもので、障害者への対応は想定していない。すなわち、キュア志向の病院医療を中心とした医療システム全体が、増加する（慢性疾患を抱える高齢）障害者に対応できなくなってきていて、全体的（時代的）にシステム疲労を起こし、国民のニーズに対応できなくなってきているのである。キュア志向の病院医療は急性期医療には対応しているが、慢性期疾患（障害）に対応する医療は、キュア・ケア志向の在宅医療（狭義）＝（厚労省のいう）治し・支える医療と考える。

すなわち現在進行中の医療崩壊は、キュア志向の病院医療（特に慢性期のキュア志向の病院医療）の崩壊であって、見方を変えれば医療再生（再編）のプロセスとも捉えることができる。

すでに述べたように、医療再生の行き着く先は、

①急性期医療＝キュア志向の病院医療＝病院内（入院や外来）医療の集約化・機能強化

②慢性期医療＝キュア・ケア志向の在宅医療（狭義）＝病院外（地域＝在宅や施設）医療の哲学の構築・確立・周知・普及

③キュア・ケア志向の在宅医療（狭義）＋ケア志向の介護＝ケア志向の在宅医療（広義）＝病院外（地域＝在宅や施設）医療・介護の普及・連携・再編

と考えている。

図8　医療崩壊から医療再生へ

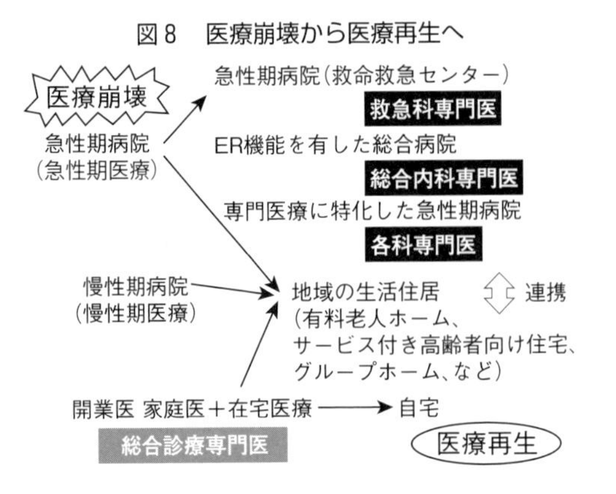

そしてこれら、①集約化・機能強化された急性期医療＝キュア志向の病院医療＝病院内（入院や外来）医療と、③普及・連携・再編されていくケア志向の在宅医療（広義）＝病院外（地域＝在宅や施設）医療・介護は、相補的に連携しながら地域全体の医療・

介護を変革していき、その先にあるものこそが“地域包括ケアシステム”なのである（**図8**、**図9**）。

2-4 ナカノ理論における、医療と介護の連携
―地域包括ケアシステムの構築

地域包括ケアシステムの構築において、医療と介護の連携は非常に重要である。医療と介護の連携において、①キュア志向の病院医療＝急性期医療、②キュア・ケア志向の在宅医療（狭義）＝慢性期医療、③ケア志向の介護に分けて考察することが重要である（**図9**）。

②“キュア・ケア志向の在宅医療（狭義）＝病院外（地域＝在宅や施設）医療＝慢性期医療”とは、ナカノ理論を用いて本書で初めて提唱する哲学（概念）で、厚労省のいう“治し（キュア）・支える（ケア）医療”と同一の概念（哲学）である。そして、“治し・支える医療”も厚労省が最近打ち出した概念（哲学）であり、現在十分に確立している概念（哲学）ではない。

図9　地域包括ケアシステムにおける医療と介護の連携

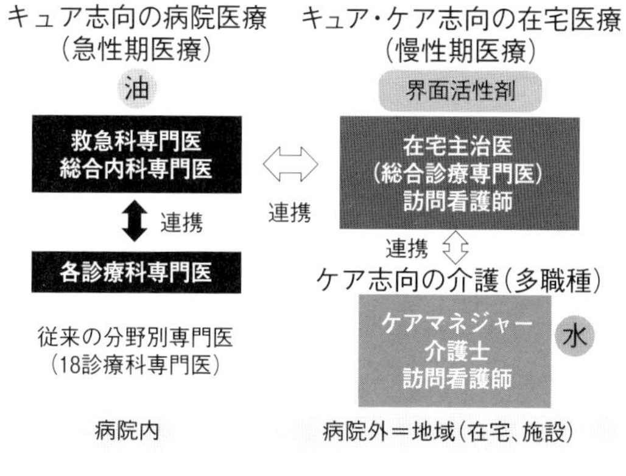

②“キュア・ケア志向の在宅医療（狭義）＝病院外（地域＝在宅や施設）医療＝慢性期医療”の哲学が十分に確立・普及していない現状では、医療（慢性期医療を含む）＝①キュア志向の病院医療と想定するのが一般的であり、①キュア志向の病院医療（油）＝病気を治す、③ケア志向の介護（水）＝生活を支えるで、①医療（油）と③介護（水）はうまく連携できていないのが実態である。ここに、①油と③水との両者に相性がよい②界面活性剤を絡

ませることが重要となる。その界面活性剤の役目を果たすのが、本書で新たに提唱する②“キュア・ケア志向の在宅医療（狭義）＝病院外（地域＝在宅や施設）医療＝慢性期医療”という医療哲学である。

この“キュア・ケア志向の在宅医療（狭義）＝病院外（地域＝在宅や施設）医療＝慢性期医療”という新しい医療哲学を構築・確立・普及・定着させることは、①急性期医療（キュア志向の病院医療）と③（ケア志向の）介護を連携させ、地域包括ケアシステムを構築する上で極めて重要な作業であると確信する（**図9**）。

地域包括ケアシステム構築のために、ナカノ理論を用いて“キュア・ケア志向の在宅医療（狭義）＝病院外（地域＝在宅や施設）医療＝慢性期医療”の哲学を構築し普及させる行動は、慢性期医療を展開する医師たち（特に開業医＝かかりつけ医）の意識をキュア志向から（キュア・）ケア志向へ、意識変容を促進する効果が大きいと考えている。前述したように（在宅医も含めて）医師は本来的にキュア志向であるが、その本来的にキュア志向の医師が、ケア志向の病院外医療・介護（在宅や施設でのケア志向の在宅医療・介護）を経験することで、多職種連携の慢性期医療（チーム医療）が展開できると考えるのである（「実践編」1章で事例を提示）。

そして、慢性期病院で展開される医療も、キュア志向から（キュア・）ケア志向へ変わっていく必要がある。これらの考え方は、2013年の社会保障制度改革国民会議でも報告され[文献2]（p.11、**表1**参照）、国策となっていることは前述した。

2-5　ナカノ理論における、キュア・ケア志向の在宅医療（狭義）＝病院外（地域＝在宅や施設）医療の担い手としての総合診療専門医

現在、我が国では、新専門医制度が検討され、従来の18診療科専門医（基本領域の専門医）に加え、新たに総合診療専門医[文献10]の導入が決まった。新専門医制度は、実施が1年延期されて、2018年度から

の導入予定で準備が進められている。従来の18診療科専門医（基本領域の専門医）がキュア志向の病院医療（病院内医療）の専門医であるのに対し、19番目の総合診療専門医は、キュア・ケア志向の在宅医療(狭義)＝病院外（地域＝在宅や施設）医療の専門医であるべき、というのが私の主張である（**図9**）。

医療・介護システムの大幅変更から地域包括ケアシステムの構築へ至る、このような時代の流れをふまえて、「専門医制度改革」は検討されなくてはならない。この観点からみれば、キュア志向の病院医療＝病院内（入院や外来）医療の分野は従来の分野別専門医が担うと想定されるが、キュア・ケア志向の在宅医療（狭義)＝病院外（地域＝在宅や施設）医療の分野は、総合診療専門医（病院外診療専門医、家庭医）によって実践されるべき医療であると考える。総合診療専門医の条件として、「地域を診る医師」が挙げられているが、「地域を診る医師」こそ、キュア・ケア志向の在宅主治医（病院外診療専門医、家庭医）そのものである。

今回の新専門医制度を成功させるための最重要事項は、総合診療専門医＝キュア・ケア志向の在宅医療（狭義)＝病院外（地域＝在宅や施設）医療の専門医であるという哲学を確立することだ、と私は考えている。

3章 ナカノ理論における、自己(Inter-self、一人称)と他者(Inter-personal、二人称)、社会(Inter-social、三人称)との関係

3-1 ハイデガーの2つの生き方(ライフスタイル)
—⑴非本来的生き方と⑵本来的生き方

在宅医療の現場では、対人関係である個人（自己）と家族（他者）との関係、個人（自己）と社会との関係が重要である。在宅医療においては、これらの関係を考察することは非常に重要な作業である。本章では、ナカノ理論における、自己＝主観と客観（Inter-self、一人称)、自己と他者（Inter-personal、二人称)、自己と社会（Inter-social、三人称）との関係について考察してみる。

「人間は社会的動物である」とは、ギリシャの哲学者アリストテレスの言葉である。個人は社会で生きていて、社会のルールに縛られて窮屈（不自由）に生きているのが、多くの人々の生き方である。逆に、私たちは社会のルール（法律や慣習）に従って生きているので、社会が秩序正しく安定して運営されている、という側面もある。私たちは、生まれてまもなく、社会の周囲の人々（特に親）から、社会のルールについて学ぶ（ある意味、社会のルールを強要される)。

社会においては、周囲の人々（他者）と共存して生きていくことはとても重要であるが、逆に他者（社会）から押しつけられた価値観だけで生きていけば、自分自身を見失い、劣等感や自己嫌悪、自己愛（ナルシシズム）を生ずる結果となる。最近のベストセラーである『嫌われる勇気』の著者である岸見一郎氏は、「全ての悩みは“対人関係の悩み”である」と書かれている(文献11)。ナカノ理論において、自

己＝主観と客観（Inter-self、一人称）、自己と他者（Inter-personal、二人称）、自己と社会（Inter-social、三人称）との関係を考察することは、人権の問題、人生の問題、対人関係など、ターミナルケアや家族関係の問題を抱える在宅医療の現場では、極めて重要な作業である。

このように個人は社会の一員であり、通常は社会のルール（法律や慣習）や世論（うわさ話やマスコミ報道）に縛られて、個人の自由に生きられないのが日常である。ハイデガーは、その著書『存在と時間』[文献5]で、このような個人の社会に縛られた日常的な不自由な存在（生き方）を、非本来的存在に“頽落（たいらく）”している状態、と述べている。

彼は、人間の存在（生き方）を、(1)非本来的存在（生き方）と、(2)本来的存在（生き方）に分類した。ナカノ理論において、(1)非本来的生き方とは、社会に縛られて（社会を受け入れて）生きる（① Inter-social care）生き方で、自己を社会に適応させる（③ Inter-self cure）生き方である。一方、(2)本来的生き方とは、自分自身を受け入れて（④ Inter-self care）、自分自身を生きて社会を変える（⑥ Inter-social cure）生き方である。

癌の末期などにおいて、自分の命（時間）が有限であることを自覚することで、非本来的存在（生き方）から本来的存在（生き方）に導かれる。すなわち、ハイデガーの著書『存在と時間』では、人間は、死（命に限りがある、時間）を意識することで、非本来的存在（生き方）から本来的存在（生き方）に立ち戻ることができるとした[文献5]。

3-2　ナカノ理論における、自己＝主観と客観(Inter-self、一人称)、自己と他者(Inter-personal、二人称)、自己と社会(Inter-social、三人称)との関係

―①Inter-social care(社会受容)から⑥Inter-social cure(社会貢献)へ

図10（口絵カラー参照）は、ナカノ理論を使っての、自己＝主観と客観（Inter-self、一人称）、自己と他者（Inter-personal、二人称）、

自己と社会（Inter-social、三人称）との関係をまとめた図である。**図10**の色分けは、**図7**の色分けに準じ、青（本文中の図では黒）領域＝客観領域、黄色（薄グレー）領域＝主観領域の内在意識（明確に意識できる不可疑の意識領域）、赤（濃いグレー）領域＝内在意識以外の主観領域である。

図10 ナカノ理論における、自己、他者、社会の関係

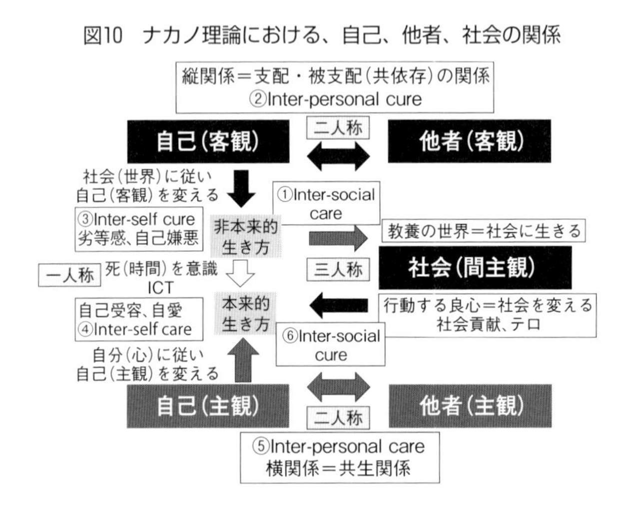

誕生後、私たち（自己）は、他者（特に親）から、社会に適合する（① Inter-social care）ように教育され、ある意味、⑴の非本来的生き方を強要される（② Inter-personal cure）。

非本来的生き方は、社会（世界）に従い（合わせて）自己（客観）を変える（③ Inter-self cure）生き方であり、他者との縦関係＝支配・被支配（共依存）の関係（② Inter-personal cure）に基づき、競争社会（縦社会）を形成する。このことが、劣等感、自己嫌悪、自己愛を生じさせる結果となり、上意下達社会を形成し、対人関係の問題を引き起こす原因となる。

これに対し、死（時間）を意識することやICT（後述）により誘導される、⑵の本来的生き方では、自己（主観：赤〔濃いグレー〕領域）に従い、自己（主観：黄色〔薄グレー〕領域＝内在意識）を変える生き方（④ Inter-self care）であり、横関係に基づく共生関係（⑤ Inter-personal care）を形成する。このことで、自己受容、自愛が可能となり、他者（の主観が違うこと）の受け入れ（⑤ Inter-personal care）も可能となって、フラット社会、すなわち他者の人権＝主観を

尊重する社会が構築できる。先述の『嫌われる勇気』(文献11)では、幸せは主観の問題であると述べられているが、まさに(2)本来的な生き方（自己受容、他者受容）にこそ幸せがあって、自由があると考えることもできる。

「ナカノ理論」を用いて、イソップ童話の“北風と太陽”の話を、自己（Inter-self、一人称）、他者（Inter-personal、二人称）、社会（Inter-social、三人称）との関係におけるキュアとケアの構図で解説してみよう。

旅人（自己）と北風（他者）の関係は、**図10**（**図７**）における青（黒）領域（事物領域）を変えるキュア（② Inter-personal cure）に相当し、自己（旅人、Inter-self、一人称）と、自己（旅人）と他者（北風）との関係（Inter-personal、二人称）ではキュア（客観＝現実を変える）であるが、自己（旅人）と社会との関係（Inter-social、三人称）では旅人はコートを脱がず、ケア（旅人＝自己の主観が厳しい客観＝社会・環境を受け入れること）の結果となる。

一方、旅人（自己）と太陽（他者）の関係は、**図10**（**図７**）での赤（濃いグレー）領域（心の領域）を変えるケア（⑤ Inter-personal care）に相当し、自己（旅人、Inter-self、一人称）と、自己（旅人）と他者（太陽）との関係（Inter-personal、二人称）ではケア（主観が客観＝現実を受け入れる）であるが、社会（Inter-social、三人称）との関係では旅人はコートを脱ぐキュア（客観＝社会・環境を変える）の結果となる。

すなわち、青（事物）の世界では、社会がおかしいのは（社会を構成する）他者がおかしいからと考え、他者を攻撃することとなり（② Inter-personal cure）、他者の集合体である社会は変わらない（① Inter-social care）ことが多く、暴力（権力）的にしか社会は変えられない。北風の例でいえば、北風（他者）が旅人（自己）より強ければ、北風は旅人のコートを脱がせる（吹き飛ばす）ことができる（社会が変えられる）のである。これに対し、赤（心）の世界では、他者がおかしいのではなく（⑤ Inter-personal care）、他者の集合体である社会がおかしいから社会を変える（⑥ Inter-social cure）と考えるのである。

以上のように、青（事物）の世界では、自己と他者は一緒（であるべき）と認識するが、赤（心）の世界では、金子みすゞの「みんなちがって、みんないい」の世界で、悪いのは他者ではなく、社会（多くの違った他者との総合的な関係性）が悪いということになる。だから、青（事物）の世界と赤（心）の世界において、自己＝主観と客観（Inter-self、一人称）と自己と他者（Inter-personal、二人称）との関係ではキュアとケアの関係は同一（青の世界ではキュア、赤の世界ではケア）であるが、自己と社会（Inter-social、三人称）の関係ではキュアとケアの関係は逆転する（青の世界ではケア、赤の世界ではキュアとなる）。

図10を要約すれば、私たちは生まれてまもなく、社会に順応することを強要され（三人称的にケア、① Inter-social care）、自己を他者（特に親）から変えられ（二人称的にキュア、② Inter-personal cure）、自分を変える（一人称的にキュア、③ Inter-self cure）。そして、死を意識したり、ICT により、自分を受け入れ（一人称的にケア、④ Inter-self care）、他人を受け入れ（二人称的にケア、⑤ Inter-personal care）、社会を変える（三人称的にキュア、⑥ Inter-social cure）。このように、ナカノ理論において、キュアとケアの関係は、一人称の関係（Inter-self）と二人称の関係（Inter-personal）では同じだが、三人称の関係（Inter-social）では逆転する。

本書の帯に記した、「“命は守るもの”ではない。死ぬまで“命は使うもの”である」とは、次のような意味である。命（自己）を守るは、命（客観）を変える＝キュア（③ Inter-self cure）で、そこにとどまる限り① Inter-social care（ハイデガーの非本来的生き方）に“頽落”する結果となる。一方、命（自己）を使う＝命（客観）が有限であることを主観（内在意識）が受け入れる＝ケア（④ Inter-self care）、そして命（自己）を使う＝社会（客観）を変える＝キュア（⑥ Inter-social cure）ということである。

要するに、死ぬこと（看取り）を恐れるのではなく（受け入れ＝覚悟＝④ Inter-self care)、看取り（人生の最期）まで自己が社会に何ができるか（社会貢献＝⑥ Inter-social cure）を意味し、前書の「“家で死にたい”のではない。死ぬまで“家で生きたい”のである」のキャッチフレーズと全く同じ意味の言葉である。本書のサブタイトルの「キュアからケアへそしてケアからキュアへのパラダイムシフト」とは、そのような意味を込めたメッセージである。

ハイデガーの、世間の雑音に惑わされず、自分自身を自由に生きる本来的存在（生き方）は、ドイツの哲学者であるヘーゲルの『精神現象学』に登場する、“行動する良心”とも共通する概念である(文献12)。人間は社会の一員であり、社会そのものが常に理不尽であることを知りつつ、自分の確信する真実（主観＝内在意識＝黄色領域）に従い、行動し、社会の理不尽を正していこうとする生き方である。「この行いは誰にとっても正しい行いであるはずだ」という内的確信（良心、主観＝黄色領域→超越）こそ、“行動する良心”の本質である。この際に、正しいのは自分の確信（良心）ではなく、社会である場合もある（確信は内在意識からの超越で、必ずしも正しいとは限らない）。その場合、自分は社会から新しい知を得たという経験として、自分の知識や行動を正していけばよい（弁証法）だけのことである。

ヘーゲルの行動する良心は、『論語』における孔子の“君子”の振る舞いにも共通し(文献13)、(2)本来的生き方は、自己（主観）と他者（主観）との価値観が違うことを前提に情報交換し（⑤ Inter-personal care)、社会を変えていく行為（⑥ Inter-social cure）につながる。ハイデガー、ヘーゲル、孔子における2つの生き方のモード（ライフスタイル）を、**図11**にまとめた（① Inter-social care から⑥ In-

図11　① Inter-social care から⑥ Inter-social cure へ

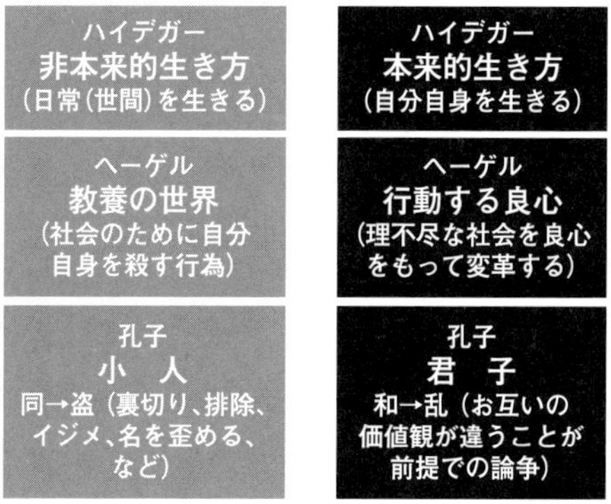

ハイデガー **非本来的生き方** (日常(世間)を生きる)	ハイデガー **本来的生き方** (自分自身を生きる)
ヘーゲル **教養の世界** (社会のために自分自身を殺す行為)	ヘーゲル **行動する良心** (理不尽な社会を良心をもって変革する)
孔子 **小　人** 同→盗（裏切り、排除、イジメ、名を歪める、など)	孔子 **君　子** 和→乱（お互いの価値観が違うことが前提での論争)

ter-social cure へ、前書参照)。

また、アダム・スミスの著書である『道徳感情論』(文献14)に登場する、⑴弱い人(weak man)と⑵賢人(wise man)は、ハイデガーの⑴非本来的生き方と⑵本来的生き方と同じ概念と考えられる。そして実際には、すべての人間は、程度の差はあれ、弱い人(weak man)の部分と賢人(wise man)の部分の両方をもっている。

このように、ナカノ理論におけるキュアとケアの関係と同様、⑴非本来的生き方(弱い人)と⑵本来的生き方(賢人)の関係も、個人のライフスタイルの中では共存(混在)し、相補的に作用すると考えられる。同じ個人の行動(生き方)でも、ある行動は非本来的生き方(弱い人)であり、ある行動は本来的生き方(賢人)であることが通常である。個人によって、非本来的生き方(弱い人)志向の強い人もいれば、本来的生き方(賢人)志向の強い人もいる、ということである。

4章 ナカノ理論からみる情報革命(ICT革命)の本質

4-1 社会変革(革命)の本質

世の中（社会）が変わることを革命という。革命の本質とは、社会を構成する人のライフスタイルの割合が変化することだと考える。

歴史的にみて、革命が起きて新しい社会（システム）がいったん確立されれば、社会に順応した人（(1)非本来的生き方志向の人）が増えていく。(1)の非本来的な生き方志向の人が増えると、やがて社会（システム）がおかしくなり（システム疲労を起こし）、社会がおかしいと感じることのできる(2)の本来的な生き方志向の人が増える。(2)の本来的な生き方志向の人が増えて自分の価値観で考えることができる人が増えてくると、（君子の交わりのように）相手との価値観の違いを意識して交渉ができれば無血革命となるが、多くは、お互いの価値観が認められずに争い（戦争）となり、世の中が変わる（革命が起きる）。そして、新しい社会では、ふたたび(1)の非本来的な生き方志向の人（社会に順応しやすい人）が増えていく。このように、歴史（社会）は循環しながら、ある一定間隔で変革（革命）が起き、らせん状に進化していくのだと、私は考えている。

この観点から今の日本社会をみれば、第2次世界大戦の敗戦（敗戦は一つの革命）後、新しい日本社会が構築され、戦争もなく高度経済成長のよい時代を経て、(1)の非本来的生き方志向の人が増えてきた。戦後の受験戦争や年功序列のサラリーマン生活がそれを象徴している。しかし、現在の日本社会は革命前夜といってもいいくらい、おかしな（制度疲労した）社会になっている。それが、前書で記した小沢事件や村木事件といった冤罪事件などに反映されているように思われる。そして、司法制度をはじめとする行政組織の硬直化は、2017年を迎えた今も変わりはなく（さらに硬直化し）、現在東京都で発生しているオリンピック問題や、豊洲市場移転問題、地方議員の政務調査費処理問題、東芝事件など、社会システム疲労の典型例といえよう。

2016年のアメリカ大統領選挙では、ヒラリーとトランプの醜い個人攻撃が展開されたが、醜いのはヒラリーやトランプ個人ではなく、疲弊した資本主義社会のシステムだと、私は考えている。**図7**（口絵カラー参照）において、ヒラリーは青領域（客観領域）の疲弊したアメリカ資本主義社会のシステム疲労を象徴し、トランプは赤領域（主観領域）の疲弊したアメリカ資本主義社会がもつ個人の偏見、差別、欲望、感情などを象徴しているように思われる。いずれにしてもこの醜いアメリカ大統領選挙は、アメリカ資本主義社会の終焉が近いことを象徴しているかのように、私には映る。そして、アメリカ（世界）資本主義社会（産業社会）の崩壊後に到来する社会は、アメリカ（世界）情報社会であろう。今後、資本主義経済（青領域・客観領域経済）から共有型経済（赤領域・主観領域経済）へのパラダイムシフトが起きるだろう（すでに起きている）。

4-2　ナカノ理論における、キュア社会(産業社会、青領域、客観領域)からケア社会(情報社会、赤領域、主観領域)への移行

前書[文献1]では、人類史上の大きな革命のうち、農業革命、産業革命に次ぐ、第3の革命として情報革命（ICT 革命）について解説した。情報革命（ICT 革命）とは、産業社会（資本主義社会）から情報社会（共有経済社会）への社会システムの転換（パラダイムシフト）を意味する、と私は考えている。

産業社会は、主に**図7**、**図10**（口絵カラー参照）の青の領域（キュア社会、② Inter-personal cure 社会）で展開される社会である。産

業革命以来、肉体労働の多くは機械に代行させることが可能となり、分業と通信（情報伝達）で縦社会が形成された。人々は社会に適合するように教育され、いわゆる⑴非本来的な生き方を求められる（強要される）。インターネットがなかった産業社会では、社会全体での情報伝達（共有）の主な手段はマスメディア（新聞、ラジオ、テレビなど）であり、それらの情報伝達は一方向で、情報を発信する側と受け取る側との間に（権力の）階層構造を生じ、競争社会、縦社会を形成する。産業社会とはまさに、分業、専門家志向の縦社会である。

産業社会（キュア社会、② Inter-personal cure 社会）に続く情報社会（ケア社会、⑤ Inter-personal care 社会）では、インターネットにより情報交換が双方向で行われ、**図7**の青領域（客観領域）での物と物、物と人、人と人の双方向の情報交換が爆発的に増大し、さらに赤領域（主観領域）での人（主観）とヒト（主観）との情報交換（コミュニケーション）が可能となる。そして、自己（主観）と他者（主観）とのコミュニケーションこそがケア（**図10**の⑤ Inter-personal care）そのものであり、ICT はケア社会（⑤ Inter-personal care 社会）を促進することが、情報革命（ICT 革命）の本質と考える。

図7において、青領域（客観領域）と赤領域（主観領域）の相互間での情報交換が双方向に増大することは、自己の意思決定を容易にし、赤領域（主観領域）の自己の主観を黄色領域の内在意識が受け入れることにつながる。これは、『存在と時間』(文献5)において死を意識する効果と同様に、⑴非本来的な生き方から⑵本来的な生き方に導く効果があると考えている。また、本来的な生き方では他者の主観との新たなコミュニケーションが生じ、これが横関係のコミュニケーション（**図10**の⑤ Inter-personal care）となる。すなわち、ICT により、キュア社会（産業社会、縦社会、② Inter-personal cure 社会）からケア社会（情報社会、横社会、⑤ Inter-personal care 社会）へのパラダイムシフトが起きることが、情報革命（ICT 革命）の本質ということである。

インターネットは対人関係に意識革命を起こし、社会（組織）構造に変革をもたらす。そこは、年齢も、性別も、職業も関係のないフラットな社会である。その人がどんな社会的立場の人間（肩書）かより、その人がどんな考え方で、どのような情報を発信するのかなど、その人（人物、中身、コンテンツ、主観）そのものが問われる。そして、人（主観）とヒト（主観）とのコミュニケーションは、実名である（インターネット上の仮想空間と実際社会の実在が一致する）ことが重要である。

また、その人（人物、中身、コンテンツ、主観）を形成するツールは学問である。学問というのは、“人生ゲーム”の地図（攻略本）であり、人々を幸せにするための知恵袋であり、人生最高の娯楽であることは前書で解説した。

従来の産業時代の仕事の在り方が上意下達主義（縦社会）であったのに対し、来るべき情報時代の仕事の在り方はネットワーク型（横社会）に進化していくだろう。医療ではチーム医療、在宅医療では多職種連携のチーム医療となる。これは、情報革命により、情報交換のコストが著しく低下したためである。情報交換のコストが高い時は、皆の知恵を総括するにはあまりにも経済効率が悪く、一部の幹部のみの意思決定で組織が動いていくしかなかった（縦社会、上意下達社会）。しかしインターネットにより情報交換のコストが著しく低下した情報社会では、皆の知恵を拝借、調整するほうが組織全体の仕事効率がよく、ネットワーク型の仕事（横社会）に進化していくことになる。そして、情報社会は一人ひとりの主観が考えて動く、参加型社会でもある。

インターネットは人とヒトとの主観を結びつけ、人間関係（構造）を縦関係（青領域）から横関係（赤領域）に変更し（**図10**、口絵カラー参照）、他者の人権（主観）を尊重する社会の構築に貢献する。そして、この延長線上に地域包括ケアシステムを展望することができる。これこそ ICT が地域包括ケアシステムの構築に必須な論拠と考える。

4-3 情報社会を迎えての価値や意味の変化

重ねていうが、学問とは人生ゲームの地図（攻略本）であり、人々を幸せにするための知恵袋であり、人生最高の娯楽である。そして私の趣味（娯楽）は、学問と仕事である。

私は、医師になる前の学生時代はギャンブルが大好きで、競馬やパチンコなどが私の大好きな娯楽であった。その後、学生時代にパチスロで（コンピュータのプログラムを解析し）常に勝てるギャンブルを経験した結果、楽しい“娯楽”だったものが、自分の時間を使ってお金を稼ぐ“労働”に変化するという経験をした（詳細は前書5章を参照）。本来のギャンブルであれば、今日負けたら明日は勝とうという意欲（人生の目標）が生み出せる。だから、ギャンブルは楽しい“娯楽”になるのである。しかし常に勝つのでは“娯楽”とはなり得ない。これらの気づきから、30年前の医学部卒業時にきっぱりとギャンブルからは足を洗った。

同じ“娯楽”であっても、学問や仕事は、すればするほど社会貢献できる。ギャンブルは勝って嬉しくても、所詮自己満足に過ぎない。この経験から、娯楽と労働は紙一重であることに気がついた。

学問が出世のための労働になってしまい（例えばしっかり受験勉強して東大に行けば、出世できる）、本来の面白さや目標を失っているところに、現代社会（産業社会）が抱える大きな問題の一つ（学歴社会の弊害）があると思う。学歴社会の考え方は、産業社会（キュア社会、② Inter-personal cure 社会）における、⑴非本来的生き方（③ Inter-self cure）のベースになっている考え方である（① Inter-social care―ヘーゲルにおける“教養の世界”、『論語』における“小人”の生き方も同様→**図10**、**図11**、口絵カラー参照）。

今後、情報社会（ケア社会、⑤ Inter-personal care 社会）を迎え、人々のライフスタイルが⑴非本来的生き方志向（③ Inter-self cure）から⑵本来的生き方志向（④ Inter-self care）に変わり、労働も、自分の人生の時間を売って賃金を稼ぐための労働（① Inter-social care）から、自分の人生の喜び（社会貢献、⑥ Inter-social cure）のための労働（娯楽）に変化する時代に突入していくにちがいない。

来るべき情報社会（ケア社会、⑤ Inter-personal care 社会）においては、スペシャリスト（**図7**の青領域、客観領域）の仕事はコンピュータ（人工知能）に任せることで、人間一人あたりの生産能力が上がり、お金に換算すれば、どんどんお金持ちになり、結果としてお金の価値が下がり、お金のために働かなくても生きていける時代（社会）が到来すると考えている。

産業社会（資本主義社会）においては、制度の問題で貧富の差が拡大するので、職がない＝貧乏を意味する。そして、貧富の差は金持ちすらも幸せにしない（貧富の差が大きくなれば、金持ちを支える貧困層の仕事がなくなるので、結局金持ちも不幸となる）。アメリカ大統領選挙（2016年）などの混乱をみれば、資本主義社会は終焉が近いと考えてよいだろう。資本主義社会（産業社会、キュア社会、② Inter-personal cure 社会）の後に来る共有型経済社会（情報社会、ケア社会、⑤ Inter-personal care 社会）は、お金のために働かなくても食べられる時代となるだろう。

「もし、生活費を稼がなくてもいい時代になったら、あなたは何をしますか？　給与が必要なくなったら、社会のためにどんな貢献（仕事）をしますか？」ということが問われる時代が、すぐ間近に来ていると考える[文献15]。労働（仕事）を自分の人生の喜び（娯楽）にする（⑥ Inter-social cure）ために、学問（教育）は非常に重要なツールであるのだ。

情報社会を迎えて、お金の稼ぎ方ではなく、お金の使い方が重要な時代になってくる。情報社会（ケア社会、⑤ Inter-personal care 社会）において、経済（お金）のためにヒトが働くのではなく、ヒトのために経済（お金）が働く時代にパラダイムシフトしていくだろう。お金のためにヒトが働く（① Inter-social care）のではなく、生きがいのためにヒトが働き（⑥ Inter-social cure）、結果として賃金をもらう時代（情報時代）の到来である。成長（キュア、② Inter-personal cure）社会から成熟（ケア、⑤ Inter-personal care）社会へのパラダイムシフトである。

来るべき情報時代は、**図7**の青の領域（客観領域）の専門家の仕事はコンピュータ（人工知能）に任せ、赤の領域（主観領域）で自己の主観と他者の主観をコミュニケートさせ、人生の意味や価値をお互いが社会的に創造（⑥ Inter-social cure）しながら、豊かな地域社会、世界（地球社会）を構築していく時代となるだろう（地域包括ケアシステムの構築や世界政府の樹立など）。

産業革命、それに続く情報革命により、世の中にお金が余っているからマネーゲーム（キュア）が盛んなのである。そのマネーゲームも欧州経済危機やパナマ文書の流出などで、怪しくなってきている（これもまた資本主義社会の制度疲労）。2011年に、ブータン国王夫妻が日本に来られ、GNH（国民総幸福量）が話題になったことは前書で述べた。GNP（国民総生産）に対してのGNHであるが、幸福とは“足るを知る（セルフケア、④ Inter-self care)”で、幸せは主観の中にあるのである。“マネーゲーム（キュア）から人生ゲーム（ケア）へ”、“お金持ち（キュア、② Inter-personal cure）から心持ち（ケア、⑤ Inter-personal care）へ”のパラダイムシフトである。そして、社会に対しては、ケア（① Inter-social care）からキュア（⑥ Inter-social cure）へのパラダイムシフトとなる（ナカノ理論）。

5章 医療法人ナカノ会の実践(2012年以降の動き)と今後の展望

5-1 医療法人ナカノ会のその後(2012年以降)

1999年9月に、私は「ナカノ在宅医療クリニック」(個人)を開業した。当初から、赤ひげ先生ではなく、在宅医療の“システム”を作りたくての開業だった。**表4**は、開業に当たっての当クリニックの開設理念である。開業当初の17年前に想定していた“多職種連携で機能する地域連携ネットワーク型在宅医療システム”は、今から考えれば、“地域包括ケアシステム”そのものであった。

表4　ナカノ在宅医療クリニックの開設理念と目標(1999年9月、2003年8月一部改正)

1　訪問診療を主な業務とする。
2　単なるクリニックではなく、本格的なケアマネジメント業務も起業する。
3　ツールとしてICT(電子カルテ・E-メール・インターネット・携帯電話等)をフル活用する。
4　地域では、競争ではなく共生を目指す。各機関と良好な関係を結ぶことで、お互いの利益向上を図るとともに、医療全体の質を高め、地域医療の向上に貢献する。
5　病診連携・診診連携のほか、訪問看護ステーション・ヘルパーステーション等との連携とその交通整理を推進し、これらの要となるべきシステムを構築する。単にペーパー(紹介状や報告書)のみの情報交換ではなく、実際に現場や施設へ行き交渉する。
6　医師会活動(各種勉強会、医師会訪問看護ステーション、医師会検査センターなど)と連携し、地域医療の向上を図る。
7　ケアカンファレンスの実施。
8　在宅医療の知的集団を形成し、企画・教育・広報などの業務ができる専門家を養成する。
9　法人内外の勉強会を励行する。
10　在宅医療の教育機関として機能する。

在宅医療は、地域社会資源に基盤をおいた、多職種が連携するチーム医療である。チーム医療の質を上げるための要件は、

①良質な連携システムの構築（ICT：Information and Communication Technology を利用して、連携のコストを安くする）

②各参加メンバー（参加施設）のクオリティを上げる（教育環境の整備）

の２点が重要であり、これまでICTをフル活用して、良質な在宅医療システムの構築と、教育環境の整備に努力してきた。2012年までの私たちの活動の詳細は、前書(文献１)を参考にしていただければ幸いである。

私たちの診療所の開設理念（**表４**）は、2006年度には在宅療養支援診療所として診療報酬制度上で評価され、また2012年度の国の在宅医療連携拠点事業につながった。また、この理念は2014年３月１日開設の「ケアタウン・ナカノ」(サービス付き高齢者向け住宅＋介護サービス）構想に発展し（ケアタウン・ナカノ構想第１期計画)、2017年６月１日オープン予定の「ナカノ在宅医療連携拠点センター」の設立となる（ケアタウン・ナカノ構想の第２期計画)。これは、２km 離れたケアタウン・ナカノ敷地内に、ナカノ在宅医療クリニック、ナカノ訪問看護ステーション、ナカノ居宅介護支援事業所の新築・一体化・移転を行い、名称は2012年度在宅医療連携拠点事業所名をそのまま継承するものである。2016年４月の診療報酬改定では、保険診療上正式に在宅医療専門診療所が認められ、ナカノ在宅医療クリニックは晴れて在宅医療専門診療所（在宅緩和ケア充実診療所）となった。

現在（2017年１月現在）の医療法人ナカノ会のスタッフは、医師５名（常勤３名)、看護師15名（常勤12名)、理学療法士２名（常勤２名)、居宅介護支援専門員２名（常勤２名)、社会福祉士１名（常勤１名)、管理栄養士３名（常勤３名)、調理師２名（常勤１名)、介護士20名（常勤17名)、事務職員11名（常勤６名)、運転士３名（常勤０名）の総勢64名である。

また、ナカノ在宅医療クリニックの在宅患者数は200名（開業18年

目の2017年１月現在で延べ約1281名）である。今までに516名（うち278名が末期癌の患者）をご自宅で看取った。在宅看取り率は40%（癌末期患者では76%）である。

医療法人ナカノ会では、開設理念に即し、システム化とともに教育活動にも力を入れてきた。現在までに、医師（前期研修医、勤務医、開業医）、看護師、ケアマネジャー、医学生、看護学生、教員などの研修を受け入れ、研修者は年間100名を超えている。来年度（2018年度）からは、総合診療専門医の後期研修医の研修施設として機能できるよう、ただいま鋭意準備中である。今後、さらに教育環境を整備し、在宅主治医（総合診療専門医）、訪問看護師、ケアマネジャーの育成・研修施設として、在宅医療関係の教育機関（研究研修施設）として進化、機能することを目指している。

５－２　2012年度（平成24年度）在宅医療連携拠点事業

開業13年目の2012年度の国の事業として、在宅医療連携拠点事業（以下、拠点事業）が開始され、全国105施設の中に医療法人ナカノ会も採択された。

本拠点事業は、ナカノ在宅医療クリニックの開設理念（前掲**表４**）に基づき、過去13年間、医療法人ナカノ会で実践してきた事業が、そのまま国の事業として採用されたような事業であった。拠点事業所名

表５　ナカノ在宅医療連携拠点センターの開設理念（2012年７月、2017年１月一部改正）

1　医療法人ナカノ会（ナカノ在宅医療クリニック、ナカノ訪問看護ステーション、ナカノ居宅介護支援事業所）で開業以来過去17年間構築してきた多職種連携で機能する地域連携ネットワーク型在宅医療システムで得た経験、知識を、鹿児島市地域全体に拡充を図り、鹿児島市内での地域包括ケアシステムの構築を目指し、在宅医療連携拠点として機能する。
2　積極的なICTの活用により、鹿児島市内の鹿児島市民と医療・介護サービス提供者、行政、医師会との情報交換、情報共有を図り、教育、啓蒙支援を行うとともに、多職種連携で機能する効率的な医療・介護サービスシステムの構築を目指す。
3　在宅医療・介護の研究、教育支援機関として機能する。

を「ナカノ在宅医療連携拠点センター」と命名し、本拠点事業の活動の中では、医療法人ナカノ会で過去13年間蓄積してきた在宅医療の経験・知識を幅広く鹿児島市地域に開放することを開設理念とした(**表5**、2017年6月1日にナカノ在宅医療連携拠点センターを開設するに際し、2017年1月に一部改正)。本拠点事業を立ち上げるにあたり、多職種連携チームは各在宅患者別にすでに出来上がっていたので、チームメンバーの選定にはまったく苦労がなかった。

しかし、行政（鹿児島県、鹿児島市）や地域医師会との本格的な連携は、本拠点事業がスタートであった。行政や医師会との連携に関し

表6　2012（平成24）年度在宅医療連携拠点事業の実績

1　多職種連携の課題に対する解決策の抽出
　1）かごしま多職種連携勉強会の開催（年4回開催）
　2）グループワーク：第3回勉強会
　　在宅医療・介護において、多職種連携の課題に対する解決策の抽出
2　在宅医療従事者の負担軽減の支援
　1）診診連携
　2）看看連携
　3）病診連携
3　効率的な医療提供のための多職種連携
　1）連携拠点に配置された介護支援専門員の資格を持つ看護師等と医療ソーシャルワーカーの新たな雇用
　2）行政、地域包括支援センターとの連携を模索する→地域包括ケア会議の開催
　3）（クラウドコンピュータ）カナミックシステムでの多職種連携実証実験開始（勉強会11月26日）
4　在宅医療に関する地域住民への普及啓発
　　地域住民に向けての勉強会の開催（西地区在宅医療懇話会）
5　在宅医療に従事する人材育成
　1）訪問診療・訪問看護同行、各種カンファレンス開催など
　2）鹿児島県チームリーダー研修会（2013年1月19日、20日）
6　以上の事業を効率よく行うためのICTの積極的活用
　1）ML（メーリングリスト）の活用（個人→市民レベルでの参加）
　　在宅ケアネット鹿児島ML（CNK-ML）、九州在宅医療推進フォーラムML
　　九州在宅医療連携拠点ML（17施設と関係者入会）
　2）ホームページの立ち上げ
　3）地域連携のためのクラウドコンピューティングの活用

ては、2012年6月15日に、鹿児島県を介して、県内で採択された3拠点事業施設と鹿児島県医師会、各地方関連施設に働きかけて、鹿児島県挙げての在宅医療の連携・教育体制が構築された。これらの活動は、2013年1月19日、20日開催の鹿児島県チームリーダー研修会に結びつき、県内各地、各施設から260名の参加者を得て、大きな成果を上げることができた。

医療法人ナカノ会では、地域の在宅医療・介護の推進に関して、拠点事業までの過去13年間、ほぼ個人（法人）レベルで活動してきたが、公的機関（行政）が動けばこれほど大きな活動が広がるのかと、非常に勉強になった。その後、行政や医師会などと積極的に協働し、地域連携を進めている。

平成24年度在宅医療連携拠点事業の実績は、**表6**にまとめた。

5-3 ケアタウン・ナカノ構想

前書(文献1)では、医療法人ナカノ会の次なるステップとして、「ケアタウン・ナカノ構想」を挙げた（**表7**）。ケアタウン・ナカノ構想では、高齢になり、障害を抱えても、地域で安心して、人生の最期の時まで生活できる（住み慣れた地域で看取れる）環境を提供する、とした。

ケアタウン・ナカノ構想では、

①サービス付き高齢者向け住宅をつくり、バリアフリーの高齢者の住居環境を提供するとともに、

②在宅療養支援診療所、訪問看護ステーション、居宅介護支援事業所、地域密着型介護サービス、デイサービスなどの医療・介護サービスを提供することで、人生の最期の時まで地域で生活できる（生きる）環境を提供する（地域＝在宅・施設での“看取り”に対応できる医療・介護システムを構築する）。

③レストランやショッピングモールを包括することで、体が不自由な高齢者でも、安心して気楽に食事や買い物ができる環境を提供

表7　ケアタウン・ナカノ構想（2017年1月現在）

1	ケアタウン・ナカノ （サービス付き高齢者向け住宅（20室）＋ショートステイ施設（4室））
2	ナカノ定期巡回・随時対応型訪問介護看護サービス（既設）
3	ナカノ看護小規模多機能型居宅介護（既設）
4	ナカノデイサービス（既設）
5	法人内外ICT（Information and Communication Technology）化 （以上、第1期計画　2014年3月1日開始 →ケア志向の介護の構築）
6	ナカノ在宅医療クリニック（既設）移設
7	ナカノ訪問看護ステーション（既設）移設
8	ナカノ居宅介護支援事業所（既設）移設
9	ナカノ在宅医療連携拠点センター（新設） （以上、第2期計画　2017年6月1日開始予定） →キュア・ケア志向の在宅医療（狭義）部門の一体化・機能強化とケア志向介護部門との連携・一体化）
10	託児所
11	みんなの保健室
12	レストラン、商店街（ショッピングモール、コンビニ、テナント）
13	教育・研修センター、宿泊施設
14	文化、芸術産業（グリーフケアを実践できる葬儀産業などに絡めて） （以上、第3期計画→街創り）

する。また、鹿児島市民に対し、レストランやショッピングモールを開放することで、体の不自由な障害者、高齢者、小児、地域住民の交流できる場を提供する。

④託児所を併設することで、スタッフや地域住民の育児支援を行うとともに、高齢者と子どもの共有空間を提供する。

⑤教育・研修センターを設け、地域住民や医療・介護スタッフが講演会や研修会ができるスペース（多目的ホール）、学生や研修医が宿泊できる施設を準備する。

⑥施設内ICT（Information and Communication Technology）化により施設内の情報共有化を図るとともに、施設外のICT化を拡げ、地域連携を推進していく。

⑦生き死にを通じ、人生を語る文化・芸術活動を創造する（ICTを活用した新たなビジネスモデルの創造など）。

とした。要するに、人生を死ぬまで楽しく生きる環境を提供することなどを計画している。

以上、ケアタウン・ナカノは、同一施設に患者を囲い込むのではなく、健常者、障害者、子ども、大人、高齢者、老若男女が分け隔てなく集える空間（街）を創り、そこを拠点に、地域連携に基づく在宅医療・介護サービスを提供する、というコンセプトである。

ケアタウン・ナカノ構想は、鹿児島市内の在宅医療連携の一つの核としてナカノ在宅医療連携拠点センターを基盤に、地域のコミュニティの再生（街創り、ソーシャルキュア）を目指すものである。

5-4 ケアタウン・ナカノ構想の第1期計画の実践

ケアタウン・ナカノ構想の第1期計画（**表7**）として、2014年3月1日にケアタウン・ナカノ（サービス付き高齢者向け住宅〔20室〕+ショートステイ施設〔4室〕）を設立し、ナカノ定期巡回・随時対応型訪問介護看護サービス、ナカノ看護小規模多機能型居宅介護、ナカノデイサービスの3つの介護事業を開始した。

ケアタウン・ナカノ内における介護サービス（第1期計画）は、

①小規模デイサービス（定員10名）

②看護小規模多機能型居宅介護（泊4室、通い12名まで、定員24名）

③定期巡回・随時対応型訪問介護看護（サービス付き高齢者向け住宅20室対象）

を組み合わせて、在宅患者の介護の一部（大部分は他介護事業所と連携して）を、①デイサービスでフォローして、在宅での生活がやや困難になった方を、②看護小規模多機能型居宅介護（以下、看多機）で受け入れて、在宅での生活が不能になってきた方を③サービス付き高齢者向け住宅（以下、サ高住）で受け入れる。③サ高住の入居者で介護度が改善した方や、③サ高住の入居希望で比較的軽度（おおむね要介護度2以下）の方は、②看多機でフォローして、①デイサービスで在宅への誘導を試みる。すなわち、ケアタウン・ナカノ内の3つの介護サービスの組み合わせ・連携で、地域の在宅療養支援活動を推進していくということである。

③のサ高住においては、キュア・ケア志向の在宅医療（狭義）で対応することで、最期（看取り）まで対応できる施設在宅医療体制を構築できる。ケアタウン・ナカノ開設以来2014年３月〜2017年１月までに、20名の入居者の方が亡くなったが、そのうち18名の方（末期癌７名、老衰10名、その他１名）をケアタウン・ナカノ（サ高住20室）で看取ることができた（２人は入院先の病院で死亡）。

5-5　ナカノ在宅医療連携拠点センターの設立(ケアタウン・ナカノ構想の第２期計画)

ケアタウン・ナカノ構想の第２期計画（**表7**）では、ケアタウン・ナカノから２km 離れた場所にあるナカノ在宅医療クリニック、ナカノ訪問看護ステーション、ナカノ居宅介護支援事業所を一体化し、ナカノ在宅医療連携拠点センター（施設の名称は2012年度の拠点事業の事業所名をそのまま継承）としてケアタウン・ナカノ敷地内に新設・移転して、2017年６月１日に創業予定である。

ナカノ在宅医療連携拠点センターの開設理念は、2012年度における拠点事業の理念（**表5**）をそのまま受け継ぎ、医療法人ナカノ会で患者・利用者を囲い込むのではなく、広く他医療機関、介護サービス、介護施設と積極的に連携して、鹿児島市内の在宅医療連携の一拠点として、在宅医療の推進・地域包括ケアシステムの構築に貢献していきたいと考えている。

医療法人ナカノ会の組織図（ナカノ在宅医療連携拠点センターとケアタウン・ナカノ）を**表8**に示した。

5-6　ケアタウン・ナカノ構想の第３期計画

そして、ケアタウン・ナカノ構想の第３期計画（**表7**）では、いよ

表8　医療法人ナカノ会組織図

1　ナカノ在宅医療連携拠点センター（在宅部門）
　（ケアタウン・ナカノ敷地内に新築移設、2017年6月1日創業予定）
　1）事務本部（相談・在宅医療連携拠点事業部門も含む）
　2）ナカノ在宅医療クリニック
　3）ナカノ訪問看護ステーション
　4）ナカノ居宅介護支援事業所
　5）ナカノヘルパーステーション（新設予定）
2　ケアタウン・ナカノ（施設部門→在宅へ）
　1）ナカノ定期巡回・随時対応型訪問介護看護サービス（施設対応）
　2）ナカノ看護小規模多機能型居宅介護（在宅対応）
　3）ナカノデイサービス（在宅対応）

いよ、ノーマライゼーションの街創りを目指す。特に、第3期計画では、ハード（建物）よりは、ソフト（コンセプト）が重要になってくると思う。ここでも、**図7**（口絵カラー参照）のキュア（青の世界、客観領域、事物領域）からケア（赤の世界、主観領域、心の世界）へのパラダイムシフト（転換）が求められる。そして、キュア（青領域）からケア（赤領域）への転換を加速するのがICTであり、ICT革命の本質は、生きていて楽しい人生を目指すことにあるとの考えは、すでに4章で述べた。

この理論編において「ナカノ理論」を完成した今後は、「ナカノ理論」を駆使して、ナカノ在宅医療連携拠点センター、ケアタウン・ナカノを拠点に、鹿児島市内に地域包括ケアシステムを構築していきたい（ソーシャルキュアの実践）。

第2部
■
実践編

ナカノ理論の実践
（実際の事例を交えて）

第1部「理論編」は、「ナカノ理論」を定義し、“キュア・ケア志向の在宅医療（狭義）＝病院外（地域＝在宅や施設）医療＝慢性期医療”という新たな医療哲学について解説した。

「ナカノ理論」は、問題解決の理論（口絵カラー**図3**）で、あらゆる問題は客観と主観のズレにより生じ（“問題の構造”）、“問題の構造”において、客観（事物の領域）を変える問題解決の手法が“キュア”、主観（心の領域）を変える問題解決の手法が“ケア”で、“キュア”と“ケア”は常に混在し相補的に機能する問題解決の手法であることについて解説した。そして、問題解決において、ある問題解決の手法が、客観を変える“キュア”なのか、主観を変える“ケア”なのか、自らの意識の志向性を意識する行為は、問題解決において非常に重要な作業であることを指摘した。

実際の在宅医療の現場では、患者自身（Inter-self）の葛藤・不安・苦しみ、家族や親しい人たち（Inter-personal）との対人関係、社会的（Inter-social）な領域（経済、成年後見人、サービス・制度利用など）に生じる問題解決において、それぞれの関係性の中で、問題の解決手法がキュアなのかケアなのかを自分自身（自己）の内在意識（口絵カラー**図7**・**図10**の黄色領域）の中で意識・考察する作業は非常に重要な行動となる。

第2部「実践編」では、医療法人ナカノ会での17年間の在宅医療の現場で私自身が経験した実際の事例を、「ナカノ理論」を駆使して解説する。

1章 在宅医療の現場(病院外＝地域＝在宅や施設)の経験が、医師の意識をキュア志向から(キュア・)ケア志向に変える

事例 1

98歳、女性：認知症、黄疸、胆嚢炎

認知症で某有料老人ホームに入居。入居後１カ月目に黄疸が出現した。ケア志向の在宅医療（広義）といえども、たとえ98歳であっても、救命（キュア）の可能性がある場合は、迷わず検査と治療の方向性を探るのがキュア・ケア志向の在宅医療（狭義）である。逆に、ケア志向の在宅医療（広義）＝ケア志向の介護＋キュア・ケア志向の在宅医療（狭義）において、キュアの可能性をモニタリングしているのがキュア・ケア志向の在宅主治医の仕事でもある。この事例では、黄疸の原因の検査と治療のため、キュア志向の病院医療（急性期病院の消化器内科）に検査・入院をお願いした。

診断は胆石症と細菌性胆嚢炎であった。内視鏡による、胆管（胆汁の通る管）にチューブを留置する（黄疸の原因になっている胆汁の通過するチューブを通す）手術（処置）で、黄疸は改善したが、細菌性胆嚢炎が悪化したままの状態であった。

息子さん（キーパーソン）からの依頼で、入院４日後に共に病院を訪ねた。すると、この方は認知症症状も悪化し、同じ病院の精神科病棟に転棟となっていて、暴れるからと４本の手足は紐で拘束されている状態。病院主治医に病状を聞けば、黄疸は改善したが胆嚢炎は改善せず、胆嚢が大きく腫れている。感染症を治療する（命を助ける）た

めに、体の外から胆嚢に管を刺し、胆汁を排出する処置をしたいが、どうするか、という説明を受けた。治療期間は1カ月ほどで、このまま病院での対応に任せたら（入院を継続したら）、仮に命は助かったとしても、母は寝たきりになると直感した息子さんは、在宅主治医の私に在宅（有料老人ホーム）に連れて帰って看取ってほしいと懇願された。

施設入所の場合は、通常の自宅での在宅医療と比べて家族とのコミュニケーションが不十分となるため、初回の診療で、“看取り”（急なケース）の話をする。具体的には、高齢者の場合、急な心筋梗塞のような病気もあり得て、朝、見回りの途中に心肺停止で発見されることもあるが、このような場合（いったん心肺停止になれば）、（虚弱高齢者の場合）救急車で緊急搬送してもまず救命できない（仮に万が一救命できたとしてももっと悲惨な結果になることが想定される）ので、その時は緊急往診して看取る旨を説明し、家族に事前に了解をいただいておくのである。看取りを容認するのも、ケア（＝人は必ず死ぬという現実〔客観〕を受け入れる問題解決の手法）である（ナカノ理論）。

さて、この事例では、退院（在宅復帰）の話を病院主治医にお願いしたら、40度の熱が出ていて多臓器不全に近い状態であり、在宅（施設）に連れて帰れば、2、3日で亡くなるだろうということで、在宅（施設）復帰には否定的であった。いくら、熱心なキーパーソンの息子さんが在宅（施設）で看取るといっても、「遠くの親戚、金は出さずに口を出す」で、在宅（施設）復帰後2、3日で亡くなる可能性の高い方に、簡単に退院許可を出したら、後日病院主治医の判断ミスということで訴訟になるリスクもあり得るのである。

この日、急遽開催された（退院前）カンファレンスで、在宅主治医の私が責任をもって看取ります、と病院主治医に掛け合い、病院主治医から退院の許可を得た。訴訟の責任が回避できれば、病院主治医は在宅主治医へうまくつなげられるのである。このくらい、判断をゆだねられる医師の責任は重い。

この日の退院前カンファレンスの場で、在宅主治医の私は病院主治医に、「先生は在宅に帰れば2、3日で亡くなると思っていませんか？」と質問してみた。多臓器不全に近い病状のため、医学的には2、3日で亡くなるのが常識という状態であった。病院主治医は素直に「私は、2、3日で亡くなると思いますよ」と答えてくださった。私はさらに「何％くらいの確率で、2、3日で亡くなると思われますか？」と質問した。「たぶん、ほぼ100％に近い確率で、2、3日で亡くなるでしょう」と病院主治医は答えてくださった。それに対し、「私は、2割くらいは救命できるかもしれないと考えています。今、（病気の治療が目的の）病院だから、感染症の治療のために、絶食点滴で対応しています（病院の医療としては当然の常識的な対応）が、在宅に帰れば、抗生剤の内服と食事を開始します。食事をすれば、胆嚢も収縮し、胆汁が腸管に排出されて胆嚢炎も治るかもしれません」という（無謀な？）仮説を述べた（前書[文献1]7章のラップ療法的な考え方）。（キュア・）ケア志向の在宅医療（病院外医療）だから、できる発想である。

そして、退院して、在宅で抗生剤を内服し、食事を開始したら、1週間で解熱し、2週間で後遺症もなく完治した。現在102歳（健在）で、認知症はあるものの車椅子生活を送り、元気で自分で食事も会話もできる状態である。**写真1**は、2年前の100歳の誕生日の時に、私（在宅主治医）と一緒に撮影した記念写真である。

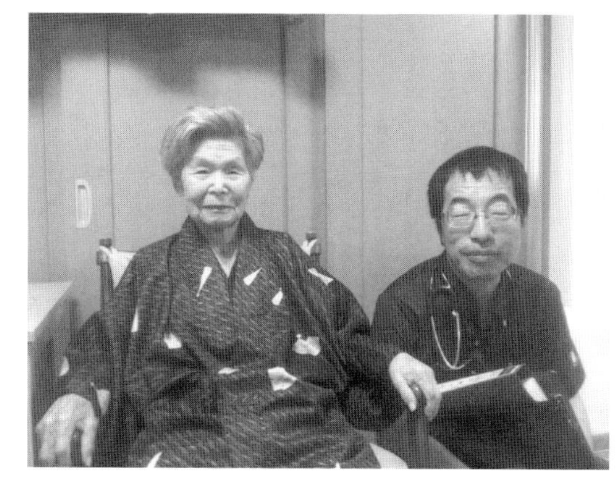

写真1　100歳の誕生日を迎えて

＊　　＊　　＊

一般的に、医師はキュアの専門家で、治療（キュア）することで、良くなった経験、良くならなかった経験を豊富に有している。そして、盲点は、治療（キュア）しなければどうなるかの経験をほとんど有していない現実である。この事例の場合、治療（キュア）しても救命率は50％くらいしかないので、治療（キュア）しなければ100％死ぬだろうと思い込んでいるのである（キュア志向の医師としては普通の感覚）。

前書[文献1]の p.92-93に書いた【症例２】でも同様であった。これは、点滴をしなくても食事ができれば大丈夫、逆に食事ができなければ寿命ということで、看取り覚悟で点滴をやめたら、肉を食べて、２年間生きられた104歳の症例である。

このような病院外（地域＝在宅や施設）の現場での（ケア＝キュアが介入しない）経験が、医師の意識をキュア志向から（キュア・）ケア志向に変容（パラダイムシフト）させる。だから、すべての医師は、急性期医療（キュア志向の病院医療）と慢性期医療（キュア・ケア志向の在宅医療）の連携をよくするために、病院外（地域＝在宅や施設での）医療を経験する必要があると考えている。

地域包括ケアシステムをうまく機能させるための必要条件は、慢性期医療を展開する医師たちの意識が、“キュア志向の病院医療＝病院内（入院や外来）医療＝急性期医療”の哲学から、“キュア・ケア志向の在宅医療（狭義）＝病院外（地域＝在宅や施設）医療＝慢性期医療”の哲学へ、パラダイムシフト（意識変容）することだと考えている（「理論編」２章を参照）。

2章 死ぬ時は、苦しくない

―究極のケア

死ぬ時は苦しくない、というのが私の持論である。**図12**は、おおさか往診クリックの田村学先生からいただいた図（文献16、p.48）を、私なりに書き換えた、“生き方（逝き方）の図”である。この図を使って、看取りの（死ぬ）時は苦しくない、という話をする。

図12　生き方（逝き方）の図

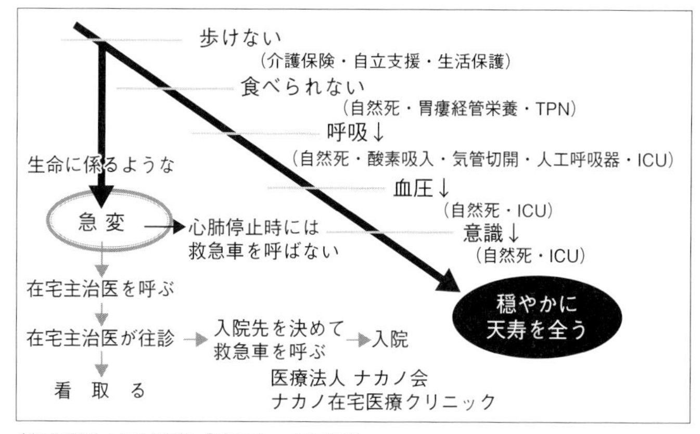

（参考資料：田村学著『風になった医師』）

癌の末期の場合、内臓全体に癌細胞が浸潤していて、例えば、浸潤した癌により動脈が破裂した場合、急な心肺停止となる。このような急変（というより予想される悪化）が、末期癌症例の１割くらいに存在する。その場合、救急車で搬送しても救命できない旨を説明し、そのまま緊急往診で対応して看取ることをお話しし、ご本人・ご家族の了解を得ている。

この時、ご本人には、急に脳に血が回らなくなって意識レベルが落ちる（失神状態になる）ので、本人は苦しくないということを説明する（まさに、ピンピンコロリとはこの状態である）。

ナカノ理論において、“苦しみ”は、**図7**（口絵カラー参照）の黄色領域の内在意識（明確に認識できる自己意識）で認識されると考える。この時、苦しいのは意識のない（低下した）本人ではなく、どう対応してよいかわからない意識のしっかりしたご家族なので、本人は意識がなくて苦しくないのだから（ご家族は苦しまずに）ゆっくり主治医を呼んで看取ればよい旨を説明する。ただし、親しい人と喜びや悲しみ、苦しみを共有することが人生であるという側面もあるので、言い方には十分に気をつけないと、苦しむご家族を否定する行為になりかねない。

図12に示したように、1割の急死を除く残りの9割においても、だんだん元気がなくなり、最期は意識レベルが低下するので、死ぬ時は苦しくない。苦しみは、意識（内在意識）の問題であり、**図7**における内在意識（黄色領域）がはっきりしている時に感じる現象（知覚）である（内在意識が落ちれば、本人の苦しみは薄らぐ→逆に苦しみ＝痛みに内在意識が集中すると、苦しみ＝痛みは強くなる）。

「死ぬ時は苦しくないですよ」とお話しすると、「先生は死んだ経験もないのに、何故、そのような不確実なことを言うのか？」と感情的に反応される方もおられる。「私は、もちろん死んだ経験はありません。ただ、次の2つの経験から、死ぬ時は、意識（内在意識）が落ちて、苦しくない、と確信しています。1つ目は、医師になりたての頃の救急医療での経験です。高齢の方や癌の末期の方を看取る在宅医療に対して、救急医療（究極のキュア）を受ける方の多くは再び元気になられます。瀕死の状態で、意識が落ちて、痛い、助けて、苦しいと叫んだ患者さんが、再び元気に意識が戻った時、当時のことはまったく覚えておらず、苦しみはなかったと語ってくださいました。また2つ目の経験は自分自身の経験で、酔って（といっても普通に会話できるくらいの意識低下の状態で）、怪我をしても、痛くないという経験です」と答えている。

「死ぬ時は苦しくない」ということを伝えることは、患者さん本人の不安（痛み）を取るためのケア（現状＝客観を自己の主観が受け入れる）であり、一緒に苦しむご家族の不安（痛み）をとるための究極のケアでもある（ナカノ理論）。

3章 急変時(心肺停止時)は、救急車を呼ばない

急変時は、心肺停止も含め、慌てて救急車を呼ばないようにと、事前に申しあげている。そういう場合は、とにかく在宅主治医が緊急往診する。そして、病院にキュアを頼んだほうがよいと判断した場合は、本人・ご家族と協議了解の上、主治医が搬送先の病院を探し、入院依頼をする。

元気な若い人が急に心肺停止を起こしたら、心肺蘇生術→救急搬送が常識である。しかし在宅医療の現場では、末期癌や高齢者の方など終末期の方がほとんどで、心肺停止は急変というより予想された出来事である。そして、いったん心肺停止を起こしたらまず助からない（ケア＝現実を受け入れる）ので、救急車ではなく緊急往診で対応し、判断したほうがよい場合が多いのである。これは、キュア・ケア志向の在宅医療（狭義）において、定期の訪問診療で患者さんの病状、本人・ご家族の意向をきちんと把握しておいて、かつ24時間365日の緊急往診体制を確保することにより、「急変時は救急車を呼ばない（緊急往診で対応する）」ということが言えるのである。

超高齢社会になり、孤独死の問題がクローズアップされてきている。孤独死の場合、死亡診断する医師もなく、検視になる場合が一般的である。一方、我々在宅主治医が、定期的に訪問診療していても、急変時、ご家族やヘルパーが救急車を呼んで、そのまま亡くなった場合は、検視となる。警察が介入した後から在宅主治医が現場に到着して、いつも診察している医師が病死と死亡診断させて欲しいと警察にお願いしても、いったん警察組織が動けば（社会システムが作動すれば）事件となり、検視となる（少なくとも、鹿児島市では）。

だから、急変時（特に心肺停止時）には（寝たきり患者の場合には

急死も想定される事態なので）救急車は呼ばずに、必ず主治医に連絡するように、初診時の面接でご家族に説明し、了解いただいている。検視になれば、貯金通帳を調べられたりして、痛くもない腹を探られ、家族は大変不愉快な思いをすることになる。

死因究明に関する法案ができたが、亡くなったら直接の死因が特定できるはずという考え方は、キュア志向の病院医療の考え方である。（キュア・）ケア志向の在宅医療において、必要なキュアとケアで対応し自然に看取った症例では、直接の死因が特定できない場合も多い。また、寝たきりの患者において、朝、気がついたら静かに亡くなっていたという場合も少なからず存在する。定期的に訪問診療している寝たきりの患者では、痰を詰まらせて亡くなる場合や、心筋梗塞で亡くなる場合もあって、必ずしも直接の死因は特定できないケースも多い。このような場合、検視するか死亡診断するかは、事件性があるか否かであって（直接の死因が同定できるか否かではなく)、明らかに病死である（事件性がない）と主治医が診断する場合は、死亡診断で対応している。このあたり、医師の裁量権をどこまで認めるかは法的にはグレーゾーンであるが、脳出血などの寝たきりになった疾患を原因疾患とすればよいと考えている。ここでも、人の死は特別なこと（事件）ではなく、日常に生じるごく普通の出来事であるとの認識、つまりキュア（何とか現状を変えるのでなく）からケア（人は必ず死ぬという現実を受け入れる）へのパタイムシフトが必要と思われる（ナカノ理論)。

現在一般的には、このような（直接の死因が特定できない）ケースの場合は、検視にするケースが多い（キュア志向社会の一般社会常識である)。このことが、警察組織において少ないスタッフでの検視を強いることになり、ひいては重大事件を見落とす要因にもなって、近年大きな社会問題となっている。重大事件の見落としを少なくするために、検視官や検察医を増やす対応より、地域での看守り（訪問診療、往診)、看取りに対応する在宅主治医を増やす（キュア・ケア志向の医療である“在宅医療”を推進する）ことのほうが、社会的コスト・

パフォーマンスは高いと考えている。

在宅死においても、社会をキュア志向社会から（キュア・）ケア志向社会にパラダイムシフトすることで、社会全体のコスト削減が可能となる。救急車の出動、警察組織の検視の負荷を軽減するためにも、(キュア・）ケア志向の在宅医療の推進は重要と考える。

事例 2

89歳、女性：腰部椎間板ヘルニア、両側変形性膝関節症、慢性心不全

独居で、腰部椎間板ヘルニア、両側変形性膝関節症のため歩行困難であったが、ヘルパーさんの導入により在宅生活が可能だった。私が主治医として夫を在宅で看取った経験もあるので、大阪から時々介護に帰って来られる娘さんやヘルパーさんには、独居で慢性心不全の合併もあり、もし来訪時に心肺停止で発見された場合は、救急車ではなく、私（主治医）を呼ぶようにお願いしていた。

夏のある夜、その娘さんから電話が入った。「先ほど大阪から帰ってきたら、お母様が倒れて息をしていないので、慌てて救急車を呼んだら検視になって、今、警察が来ている」ということであった。

翌朝、娘さんに電話をしたら、頭の中では救急車を呼ばないということがわかっていても、実際の現場では気が動転して、私（主治医）の携帯電話番号がわからず、慌てて救急車を呼んだら警察に通報がいき、そのまま検視になったということだった。このような場合、娘さんに「何故、私（主治医）に電話しなかったのか？」と、絶対に言ってはならない。一番傷ついて、自分を責めているのは娘さん自身だからである。また、土壇場で動転するのは、普通の人間の通常の行動である。

それから4カ月経過した頃、グリーフケアのため娘さんに電話をかけた。すると、いまだに救急車を呼んだことを後悔されていた（キュ

ア志向）ので、「結果的には検視になっても、最期まで（入院せずに）自宅で過ごしたいというお母様の意志を達成できたのだから、よかったのではないですか？（ケア)」という話をしたら、「先生にそう言っていただければ、救われます」と娘さんは言われた。

（可能だったら）今回のエピソードを本に書きたいのだが、と伝えると、「私のような苦しい思いをする人を減らすためにも、是非、今回のことを本に書いてください」という娘さんの言葉だった。

＊　＊　＊

検視は、“事件”であり、“看取り”ではないのである。

4章 血圧の薬を止めたら、元気になった

事例3

91歳、男性：高血圧症、起立性低血圧、認知症

パーキンソン病の妻を在宅主治医としてフォロー中であり、本人は高血圧症のため近医外来でフォローされていた。いつもは、孫夫婦と同居されている。

2016年10月、便がゆるく、気分不良ということで、帰省中の娘さんのご希望により、妻の定期の訪問診療時に診察。かなり強めに降圧薬を内服していて、血圧は110台であり、降圧薬を減量して外来主治医と相談してくださいと助言し、経過をみることとした。

翌朝、下血をして様子がおかしいのでと、緊急往診依頼（こういう場合、通常は外来主治医がいるので往診しないが、患者家族であり、たまたま前日診療していて緊急性が高かったため緊急往診で対応した）。到着時、便器に座って排便中で、意識はなく、血圧も触れにくい（おそらくこの時点での血圧は100以下）。そのまま、看取りになるかもしれないと感じたが、呼吸はしっかりしていて、寝かせて足を上げることで血圧は140／80に回復し、意識も戻った。そこで外来主治医と連絡をとり、消化器専門の急性期病院にお願いして、直腸出血の診断を受け５日間の入院となった。

退院後、担当の外来主治医とも相談して、軽い認知症もあることから在宅医療で継続フォローすることとなった。まず降圧剤を減量したが血圧は低いままだった。そこで降圧薬を減量→中止したら、元気になってこられた。

ふり返ってみるに、この方は（年齢相当の）軽い認知症もあって、お薬を自分の感覚で飲んだり飲まなかったりされていたのが、娘さんが帰省された際に、しっかりお薬を飲むようにされたことで、かえって強い降圧作用を誘発し、（直腸出血とも重なって）排便時の血圧低下→意識発作につながったものと思われる。現在は、服薬指導（薬剤師による在宅医療）を導入し内服管理がしっかりできるように対応している。

このご夫婦は孫夫婦と同居中で、ヘルパーさんと訪問看護の導入により、何とか在宅療養生活を維持されていた。しかし、今回の一連の出来事を経験された娘さんとケアマネジャーは、老夫婦２人の在宅生活は無理ではないかと考え、２人揃っての施設入所も検討されていた。

その時開催されたケアカンファレンスにおいて、私（主治医）は、本人に、前回緊急往診時の失神発作のことを尋ねた。「緊急往診時の意識のない時のことを憶えていますか？　その時は苦しくなかったですか？」

本人いわく、「何も憶えていなくて、苦しみもなかった」と。「そうでしょう。急に亡くなる場合は、ピンピンコロリで、意識がなくなり、苦しくありません。ゆっくり衰弱する場合も、最期は意識が低下しますので、苦しくないですよ（p.67、**図12**参照）。せっかく、ヘルパーさんや訪問看護師さんに入ってもらって、おふたりでの在宅療養が可能になっていますし、お孫さん夫婦も見守りに協力されていますので、急変（急死）を恐れて施設に移る（キュア）よりは、死ぬまで自宅で楽しく過ごしませんか（ケア）？」とご本人、ご家族、ケアマネジャーにお話しし、在宅療養生活を継続することになった。

現在もご夫婦２人で（孫夫婦に見守られながら）、ヘルパーさんと訪問看護を継続導入して、自分のお家で元気で暮らしておられる。というより、ご夫婦おふたりとも、以前より元気になられた。

＊　　　　＊　　　　＊

現在の日本の医療文化は、高血圧に対するアレルギーが強い。これはかつて脳出血が死因の一位になっていた頃の文化的後遺症とも考えられる。だが、在宅医療の現場では、降圧薬を止めて（あるいは減量して）元気になる人は多い。また、この症例のように認知症を合併している場合は、不用意な降圧薬の投与はリスクが高い。認知症においては、キュア（薬）よりケア（見守り、介護、看護）が重要となる（ナカノ理論）。

5章 入院すると、悪くなる

事例 4

83歳、男性：認知症、閉塞性動脈硬化症、多発性脳梗塞、失語症、慢性心不全

某年９月、認知症＋慢性心不全で、在宅医療開始。

翌年２月、両下肢のチアノーゼおよび疼痛が出現し、左第４趾に潰瘍の形成がみられた。ラップ療法を開始（ラップ療法については前書７章参照）。その後、両足の褥瘡が、改善したり悪化したりしていたが、何とか在宅での療養生活が維持されていた（**写真２**）。

在宅医療３年目の12月、潰瘍がやや悪化し、精査（セカンドオピニオン）のため、某総合病院に入院した。３日の精査入院の予定であったが、入院後食事摂取が不良となったため点滴治療となり、心不全も悪化して入院が延期された。

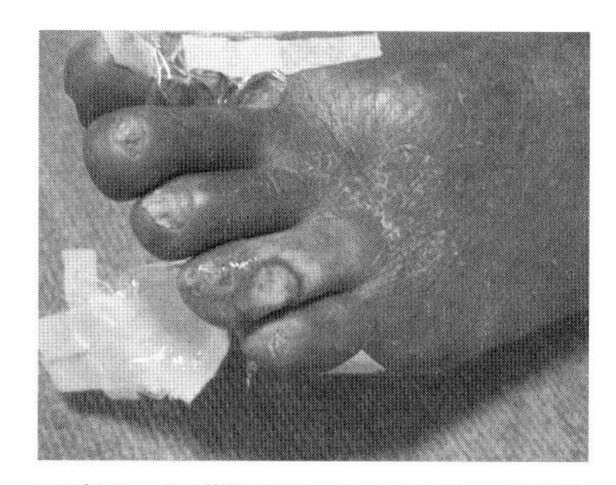

写真２　足指潰瘍に対するラップ療法

４年目の２月、この方は全身状態の悪化に伴い褥瘡も悪化。退院できずに、入院後１カ月半で死亡された。

＊　　　＊　　　＊

以上、一般的に、認知症は入院すれば悪化する、という典型例である。死因は“入院”ともいえる事例である。病院は治療（キュア）するには最良の場所だが、生活（ケア）するのには最悪の場所である（ナカノ理論）。

6章 看取りが覚悟（ケア＝現実を受け入れる）できると、長生きする

事例5

87歳、女性：乳癌、認知症、低栄養

某年4月、近医にて乳癌と診断されたが放置（本人が検査、治療を拒否）していた。

同年10月、困った家族から依頼を受けて、初回往診した。初回往診時、著明な貧血、飢餓状態（十分な介護ができていない＝家族が介護の仕方を知らない）で、入院加療を勧めたものの本人が拒否された。いわく「自分は病院で看護助手として働いていたので、入院しても良くならないことを知っているから、このまま家で死んでもいい」と。そこで家族の了解を得て、そのまま在宅でフォローした。

この場合の家族の心配のひとつは、亡くなった時に警察を呼び、検視になることであった。そこでご家族に、医師が1回診療して、予測された状態で亡くなる状況であれば（この事例の場合は乳癌）、主治医の判断で死亡診断書が書けて、警察にお世話になることはない旨を告げると、安心された。

この方は、呼吸状態が悪いので在宅酸素を導入し、貧血に対しては鉄剤の内服、低栄養状態にはエンシュア・リキッド（流動食、栄養剤）を飲ませたところ、2週間で元気になった。

その後、1年たった頃には歌を歌うまでに回復。

2年後の看取りの前日、意識のない状況で、心配されたお孫さんが、「先生、大丈夫ですか？（キュア志向）」と聞かれた。主治医の私は、

「2年前の初回往診時も大丈夫な状態ではなかったのではないですか？　その後お家で2年間、一緒に歌を歌うまで元気になられ、癌の進行により天寿を全うされる時まで生きることができました（現実を受け入れる＝ケア）。皆で温かく看取ってあげればよいと思います」と。

＊　　　　＊　　　　＊

このような終末期の大丈夫ではない状況（現状）においては、大丈夫な状態ではないから何か処置をして現状を変えようとする（キュア）のではなく、大丈夫でない現状を受け入れること（ケア）が重要になってくるのである（ナカノ理論）。

この方は2年後の9月、癌性リンパ管腫による呼吸不全により、在宅にて永眠された。ご家族全員に囲まれての静かな看取り（大往生）であった。

事例6

73歳、男性：頸椎症、廃用症候群（認知症はなく、口は達者）、頸椎症と廃用症候群で、歩行不能

肺炎で入院中に病棟スタッフと喧嘩をして在宅へ逃げ帰り、在宅での看取り覚悟（本人はこのまま在宅で死んでもいいということ）で、2002年6月14日から在宅医療が開始された。抗生剤の内服で、肺炎症状はその後回復。安定した在宅療養生活が3年間継続した。

2005年7月11日、妻の介護疲れのため、家族の意向により半強制的に特養に入所させられる（ケアマネジャーが家族の意向に押された格好で、在宅ではよく見る光景である）。

この時、在宅主治医の私は、患者の性格からも必ず特養スタッフとトラブルを起こし、特養を出されることが想定され、その場合、最初のように看取りを覚悟すれば、在宅医療の再開始もOKと妻には伝えてあった。

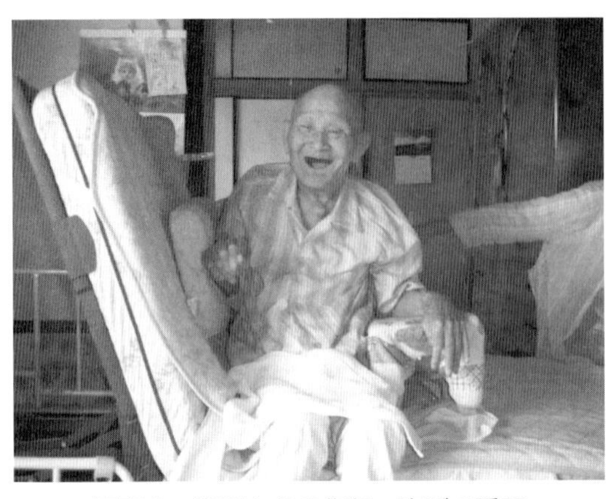
写真3　瀕死からの復帰、喜びの瞬間

結局、入所後1カ月半で特養スタッフと内服の件でトラブり、拒食症となって点滴加療のために転院となるところで、妻からの在宅医療再開始の相談があった。この時、衰弱し、意識レベルは2桁（呼べば目が覚めるレベル）であった。

在宅での看取りを視野に入れて（覚悟して）、2005年8月27日に在宅医療再開始。エンシュアH（流動食）を飲んで（点滴なしで）、3週間後にはベッドから起き上がり、完全回復。**写真3**はその時の喜びの1枚である。

その2年後の2007年6月29日、朝起きたら呼吸をしていない（おそらく喘息発作）ということで、在宅で看取った。享年78歳。

事例7

99歳、女性：認知症、高血圧症

在宅開始2年前の10月、○○病院に入院しペースメーカーを挿入。その年の11月から、認知症のため、以前よりデイサービスで利用していたグループホームへ入所。ADL（日常生活動作）はほぼ保たれた状況であった。

翌年1月に転倒、その頃より粗暴性が出現。

同年3月、食事も摂れなくなり、脱水からの腎不全の疑いで○○病院に入院。高血圧もあり、身体を抑制した状態で点滴加療が行われた。3月末から体動の低下があり、○○に住む娘さん（キーパーソン）から、家で看たい（看取りたい）とのことで退院となる。

４月に在宅医療を開始。降圧薬（血圧の薬）を含む、心臓関係の薬、胃薬など、胃チューブから入れていた８種類の薬を全部中止し、点滴も中止。胃チューブも抜いて、口から飲めるだけの栄養剤（エンシュアＨ）を飲ませ、このまま食事ができないようなら看取りの体制、ということで臨んだ。

在宅開始後、エンシュアＨが飲め、１週間後には発語があり、12日目には普通の食事がしっかり摂れるようになった。「実践編」４章でも解説した、血圧の薬を止めたら、元気になった症例の一つでもある。

以下、当時の電子カルテの記録から経過を追ってみる。

（４月末）

「考えられないような行動をするようになった」と娘さん。上肢は拘束をかけているが、それでもオムツを取ったり、手足を伸ばしてあれやこれやと動き出し、手に負えないと。エバミール（睡眠薬）は効果がまったく感じられず。リスパダール（向精神薬）に変更してみる。

食事はお粥やみそ汁などいろいろ食べておられる様子。便が出にくいので、下剤を希望。

かなり体調的には戻ってきている。ホームへの再入所のことを持ちかけるも、娘さんはこれまでグループホームに預けていた経験や、本人も認知症の状態ながらある程度話が通じることなどもあり、「もうしばらく自分が看てあげたい」という気持ちもあり。ショートステイなどを使いながら、当面このまま在宅での療養を継続していく方針で。

（７月末）

元気で反応も良い。

（今後について、ご兄弟が集まって、説明、相談）

家族：主介護者（娘さん）が介護疲れ。入院させたい。

医師：入院を考えるくらいなら、ショートステイを半分くらい利用し、夜は、ご自宅に帰られたらいかがでしょうか？　仮に夜間に亡くなることがあっても、最初病院から看取り体制で帰ってきたことを考えれば、それはむしろ寿命でしょう（現実を受け入れる＝ケア）。

家族：よくわかりました。兄弟でよく、話し合ってみます。

（8月初め）
ショートステイを毎週利用することにした
日曜に話し合いをして気が楽になったと。
体動著明にあり、元気である。
（9月初め）
開眼し体動著明。調子はとてもよい。
介護している娘さんが限界を感じている。
ショートステイを長めに利用することを提案。
自分は娘であっても世話をする義務はないんだと。長男も次男もいるし、嫁もいる。
過去の介護の経験からくるトラウマがあり、なかなか払拭しきれない。
（9月中旬）
100歳（数え歳）のお祝いを県と市から頂く予定とのこと。9時過ぎから15時までヘルパーにお願いしている。ショートステイも利用中。ショートステイ先では自分でお椀を持ち、スプーンを口に運ぶところの写真あり。食事は摂れている。便通も自然にあり、下剤も使用しておらず、ヤクルトを1日2回。
冬になると娘さん（主介護者）の手足のしびれが強くなり、介護が困難なので、どこか施設入所を考えていると。冬から春先あたりまで？　一方で、100歳を超えるまで看たのだから、ここを一区切りとして後は施設にお願いしてもいいかなあとも考えているようである。
（託老所入所）
10月から、某託老所に入所。この託老所は介護のレベルが高く、以前のショートステイ（毎週3日）でよく発熱していたが、この託老所入所後には発熱しなくなった。終末期は、薬の力（キュア）より介護（ケア）の力が重要になる（ナカノ理論）。

*　　　　　*　　　　　*

資料１は、この年の大晦日のCNK－ML（在宅ケアネット鹿児島メーリングリスト：私の主宰するML http://nakanozaitaku.jp/renkeikyoten/carenet.html）への私の書き込みである。

そして、お正月を迎え、３月に100歳の誕生日を元気で（車椅子生活で）迎えられた。

５月になって心不全が悪化（５月４日）し、食欲低下により５月17日、託老所で看取りとなった。死因は老衰である。

資料１　亡くなる前年の大晦日（12月31日）のCNK－MLへの書き込み

託老所に入所中の99歳、女性の症例をご紹介します。

この方、認知症があり、某グループホームに入所中でした。今年３月、食事ができなく衰弱してきたということで、某急性期病院に入院となりました。病院では、抑制帯をつけて点滴という状態で、○○から帰られた娘さんが、ご自宅に連れて帰り、そのままご自宅で看取りたい、ということで、今年の４月○日から、在宅医療を開始しました。

この方には、例によって、点滴はせず、エンシュアHを口からいけるだけいって、無理なら、そのままお家で看取りましょう（と言うより、ある意味、看取りのため、お家に連れ帰った状況）ということで、在宅フォロー開始しました。

すると、だんだん元気になってきて、６カ月経ちました。この間、某特養のショートステイにあずけては、（環境変化と介護力不足のため）38度台の発熱を繰り返していました。

それで、○○からわざわざ介護に帰ってこられた娘さんは、介護疲れで、「２週間と思って帰ってきたのにー」なんて言われて、私たちも非常に困ってしまいました。

そこで、某託老所を紹介しました。ここの施設は、そのケアレベルは、おそらく、日本でもトップクラスでしょう。（日本国中見学している中野がいうのですので、間違いありません。）

託老所に入所後、発熱もありませんので、いかに、キュア（治療）よりケア（介護）が重要であるかが分かります。

この方、現在、年末の挨拶が出来るまで、回復（？）しています。

7章 胃瘻の適応

事例 8

92歳、女性(要介護5):認知症、胃瘻

これは、開業前である20年前のアルバイト先の病院での在宅医療で対応した事例である(**写真4**)。

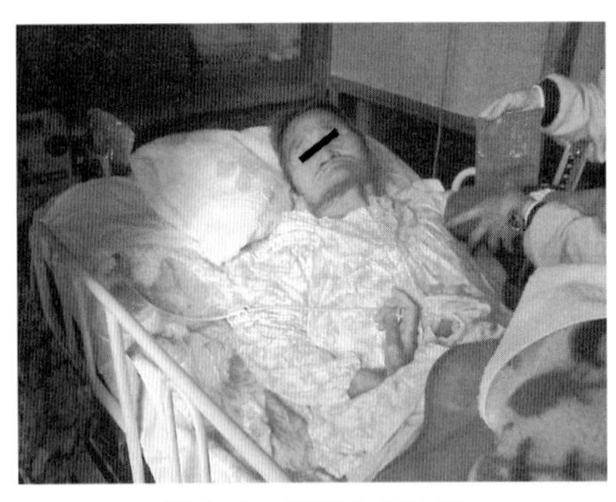

写真4 認知症の胃瘻

認知症が進行し、誤嚥性肺炎を繰り返し、食事摂取が不十分ということで、胃瘻が造設されていた。当時勤務していた病院には、胃瘻造設が得意な外科医がおられたが、このような認知症が進行して食事ができなくなってきたケースで、胃瘻造設する方がたくさんおられた。冗談に、在宅医療部ではなく在宅胃瘻部と呼んでいたくらい、在宅(入院)の胃瘻の患者は多かった。

認知症が進んで食べなくなった方に、無理やり胃瘻で延命するのは、その方の人権の問題、医療費の問題で、今後大きな社会問題になるのではないかと、20年前の在宅医療の現場で危惧していた。そして近年、このような胃瘻はよくないとのキャンペーンがマスコミなどを通じてなされ、今や胃瘻は悪者となっている。

そのお陰で、必要な胃瘻も拒否されることが、実際の医療現場では起きている。

事例 9

70歳、男性：神経難病、脳梗塞（右片麻痺）、嚥下障害

開業当初から神経難病でフォローしていた方である。歩行困難はあるものの、何とか自宅での生活は維持できていた。脳出血後遺症の弟さん（要支援２）と、パーキンソン病の母親の３人暮らしであったが、８年前に母親を在宅で看取った（享年91歳）あとは、訪問介護や訪問看護を入れながら、弟さんと２人での安定した在宅療養生活が維持できていた。

しかし、2014年４月に脳梗塞を起こし、右片麻痺、失語症が生じる。嚥下障害があって、入院中に胃瘻造設を勧められるも、本人、弟さんともに拒否されていた。

本人の帰宅願望が強く、2015年２月12日から、在宅医療を再開始。入院先の病院で開催された退院前カンファレンスで、介護力不足（施設に比べ）の在宅では、誤嚥性肺炎、窒息、急な看取りの可能性もあるため、在宅に帰りたいのであれば胃瘻造設の必要性があることも説明した。しかし、本人、弟さんは、胃瘻造設は絶対ダメとされ、在宅の看取りも覚悟するということでの退院であった。

在宅開始後８日目の2015年２月19日には、39度台の発熱、SPO_2（酸素飽和度）低下で、誤嚥性肺炎と診断し、市内の急性期病院に入院を依頼。

入院によって肺炎は完治したが、このまま在宅に帰すには胃瘻が必要と病棟主治医も判断して、胃瘻造設を勧めるも、本人、弟さんは拒否。

主治医（私）が直接、病棟（集中治療室）に赴き、在宅に帰りたいなら胃瘻は必須。胃瘻をつくりたくないなら、在宅復帰は無理（施設入所）となる旨を伝えた（これが、後日、私が胃瘻を患者本人に強要したと、本人や在宅ケアチームから誤解され、主治医交代の原因となった）。

その時、本人は胃瘻造設拒否であったが、同居の弟さんにも事前に同様の趣旨（胃瘻造設の必要性）を私（在宅主治医）から伝えた。そして（弟さんの本人への説得もあったのか）本人、弟さんともに、胃瘻造設に同意され（と私の主観は認識していた）、3月12日（3日後）に胃瘻造設となった。

胃瘻の取り扱いのスタッフトレーニングのため、3月16日に某有料老人ホームに転居し、4月13日に自宅への退院となった。

その後は、介護スタッフの協力のもと、2人での安定した在宅療養生活を送られていた。しかし2016年2月、誤嚥性肺炎のため、再入院。その後、慢性期病院を経て、6月に退院となった時点で、担当ケアマネジャーを通じて主治医交代を告げられた。私（主治医）としては青天の霹靂で、いったい何が起きたのか、そのときは不可解であった。時を同じくして、2016年6月13日の森田洋之医師（2013年度の1年間ナカノ在宅医療クリニックに常勤医として勤務）のフェイスブックへの書き込みをみて、この間の大きな流れを了解した。

「先生へ、ハラの胃瘻のパイプをひっこぬいて下さい」で始まる森田医師のフェイスブックへの書き込みでは、「胃瘻をしたら自宅へかえす、しないと施設に入れるといわれた」と病院のスタッフから胃瘻を強要（人権無視）された、となっていた。森田医師の書き込みでは、（患者さんから掲載の許可は得ておりますが、プライバシー保護のため設定は微妙に変えてあります）と断ってある。一連の流れを知っている私（元主治医）は、患者さん本人に胃瘻造設を強要（？）したのは、病棟主治医ではなく在宅主治医の私であり、この患者さんの主観は、私（元主治医）の言動をそう（胃瘻を強要されたと）受け取り、そのことが主治医交代の原因になったことを、即座に理解した。

私の見解（森田医師のフェイスブックの書き込みへのお返事）は、そのまま**資料2**に示す。私としては、患者さん本人（主観）と十分コミュニケーション（説明と同意）を行ったと（私の主観は）感じていたが、患者さん本人の主観は、そのようには受け取っていなかった（在宅の現場では日常のことなのかもしれない→一説によれば、伝えたことの30％ほどしか相手には認識されていないそうだ。あるいは私の伝え方に問題があったのかもしれない）。多職種間の連携（コミュニケーション）も、森田医師を含めた入院先の病院とも、十分ではなかった（この時、患者さんは３カ所の病院を転院されていた）。このように、主観と主観のコミュニケーション（連携）は、お互いの思い込み、勘違いもあり、本当に難しいのである。

資料２　私のフェイスブックへの書き込み（森田医師の書き込みへのお返事、2016年６月13日）

森田先生。おはようございます。

この患者さんの元在宅主治医は中野で、在宅で胃瘻を勧めたのも中野です（森田先生は当然ご存知だと思います）。まずは、胃瘻が抜けて、食事もできるようになり、元在宅主治医として、とても嬉しく思っています。

少しだけ、この方の経過について説明させてください。写真も出ていて、個人情報にも触れますので、具体的な日時、病院名は避けますが、ナカノ在宅医療クリニック開業以来２番目の患者さんで、介護者であったお母様も在宅で看取っております。

この方は一昨年脳梗塞になり、回復期病院に入院中に在宅に帰りたいということで、昨年２月に在宅復帰されました。病院側の評価は在宅での療養は無理だろう、在宅で生活するには、胃瘻造設が必要だろうということでしたが、経口はかろうじて出来る状態で、同居家族は脳出血後遺症の弟さん（見守りは可能だが兄の介護は困難な状態）一人でしたので、誤嚥性肺炎で夜中亡くなることもありえるが、それでも良いという本人・ご家族の了解の上での、在宅医療再開始でした。

この時、主治医（中野）は「誤嚥性肺炎で、亡くなることもありえる」と思っていましたが、たぶんご本人は「自分が死ぬとは思っていない」、ケアマネは「死んでもらったら困る」と思っていたと思います（中野の想像ですが、同床異夢状態）。

そして、在宅復帰後、８病日目に、誤嚥性肺炎を起こし、救急病院に入院し、肺炎は改善しましたが、在宅主治医としては、この時点で、経口摂取での在宅療養継続は無理と判断しました。この時、救急病院の担当医も同じ判断で、（在宅に帰るなら）胃瘻造設をしたらどうかと勧めたらしいのですが、本人は頑なに胃瘻造設を拒否されるので、救急病院のICUまで、中野が赴き、同居者の弟さんと一緒に、在宅に帰るなら（中野が在宅主治医を引き受けるとして）胃瘻造設が条件（でなければ、施設入所）という話をしました。この時、本人からの明確な返事はなく、２、３日して、病院主治医から胃瘻造設を了解されたとのお返事をいただきました。
　その後、胃瘻造設で４カ月安定した在宅療養生活を送られましたが、その後、誤嚥性肺炎を繰り返し、最終的に森田先生が本人に再会された病院で胃瘻離脱が出来たということです。
　この間、一回、本人から主治医交代をしたいというご希望がありました。主治医交代の理由を聞いたら、中野が胃瘻造設の時に、（胃瘻造設で）また体力がついたら胃瘻が抜去できることもある、といったのに、中野は嘘をついたということでしたが、今回、森田先生の病院で、そのこと（胃瘻抜去）が可能になったわけです。
　医学的には、胃瘻を造りたくないと主張される（頭のしっかりした）患者さんには胃瘻造設の適応がある事例が多く、胃瘻造設の選択も出来ないほど認知症の進行した患者さんには胃瘻造設の適応がない事例が多いのだと思います。今回の患者さんも説得して胃瘻を造ったので今日がある（胃瘻抜去ができた）のだと、中野は思っています。
　ただ、森田先生が言われるように、医学的な適応は判断の一つで、最終的には本人の決断と考えますが、中野の意識（主観）の中では、胃瘻造設の時点で、胃瘻を造るか？　在宅生活をあきらめるか？（その時点での胃瘻なしでの在宅療養は困難だと思っていました→ただ、胃瘻ではなく胃チューブならOKだったのかは、確認していません）の最終決断は本人がされたと考えています。
　ともかく、この方が、胃瘻が抜けて、在宅で元気にされているのであれば、元在宅主治医として、これ以上に喜ばしいことはありません。

　資料２にも書いたが、医学的には、（本事例のように）胃瘻を造りたくないと主張される（頭のしっかりした）患者さんには胃瘻造設の適応がある事例が多く、胃瘻造設の選択もできないほど認知症の進行した患者さんには胃瘻造設の適応がない事例が多いのだと思う。この事例に関しては、医学的適応としては胃瘻造設のお陰で栄養状態もよくなり、結果的に胃瘻が抜去できて、大成功事例と考える。
　しかし、主治医交代や患者さんの気持ちを十分にフォローできなかったコミュニケーション不足の点において、大失敗事例と考える。
　なお、この患者さんと弟さんには、2016年12月22日に、森田医師のフェイスブックの書き込みと、私のお返事書き込み（**資料２**）、さらに本書原稿を持って（多職種連携が不十分だったことを）お詫びにご自宅を訪問した。そこで、胃瘻を強要（？）したのが主治医交代の原因であったことを患者本人と弟さんから直接確認、（胃瘻を強要した）誤解を解消し、この原稿を本書に掲載することの許可をいただいた。森田医師のフェイスブックへの書き込みは、彼自身が一冊の本としてまとめるようで、著作権の問題などもあり残念ながら本書への収録はできないが、森田医師の実名の掲載許可はいただいている。ちょっとした主観（受け取り方）の相違で多職種連携は崩壊する。これが多職種連携の難しさの本質であると考える。

＊　　　　＊　　　　＊

　成功事例よりは失敗事例のほうが、学ぶことは遥かに多いのである。

8章 医師と家族との感覚(経験、主観)の違い

事例10

97歳、女性:うっ血性心不全、認知症、胸腰椎圧迫骨折

胸腰椎圧迫骨折で歩行障害があり、下腿浮腫。胸水貯留のため呼吸困難が生じ、某年8月上旬に、○○病院に入院。重度のうっ血性心不全の治療が行われたが、治療抵抗性のため、胸水はむしろ増大傾向となった。高齢であり、本人の在宅希望が強く、ご家族も了解（？）されて、在宅での看取りも視野に入れて、8月下旬に在宅医療開始となった。

病院内で行われた退院前カンファレンスでは、心不全の治療途中であり、点滴治療をすべて中止しての退院となるため、帰宅後2、3日で看取りになり得る状態であることを、ご家族（長男、次男嫁）と確認したつもりであった。

在宅に帰って、血圧が低いので、ご家族了解の上で、血圧の薬（心臓を保護するために使われていた）を中止したところ、（在宅に帰った効果もあり）元気になってこられた（これも、「実践編」4章の「血圧の薬を止めたら、元気になった」事例の一つと考えられる）。だが、重症の心不全は相変わらず存在している中で、キーパーソンの長男は、訪問リハビリによりトイレまで移動することを望まれた。命が危ない状態で、とても訪問リハビリを導入するという状態ではなかった。

退院後、12日目の9月上旬の訪問診療時、家族を集めて、長男夫婦、次男嫁に今の状態の説明と、病状認識の確認をした。私（主治医）の

認識（主観＝内在意識）では、「退院後、点滴も内服（お薬）もすべて止めて、(特に食事ができなければ）数日でそのまま看取りになり得るという状態で在宅医療を開始したところ、お家の効果か幸い食事もできて元気になった」であった。ところが、キーパーソンの長男さん（の主観）は、「お家に帰ってきたから元気になったのであって、２、３日で看取りになるなんて考えてもいなかった」ということであった。いくら説明しても、長男さんは、看取りの経験はないし（多くの人が看取りの経験はない)、悪いことは考えたくないのである（これが通常の感情だと思う)。長男さんとしては、お家に帰って、お話もできるほど元気になったのだから、もっともっとリハビリをして歩けるようになって欲しいと希望されていた（現状改善＝キュア志向)。

「基本的に、重度の心不全症状があって、急変はあり得る。積極的なリハビリや、ヘルパーでの入浴などは、あまり急がないほうがよい。年齢も97歳ということもあり、ゆっくりフォローしていきましょう」ということで、一応（急な看取りも含め）ご家族には今の状況を説明し、納得していただいた（現況を受け入れる＝ケア)。これが、キュアからケアへのパラダイムシフトを実践する目的の、ケアカンファレンスの一場面である。

その後、１カ月、ご自宅で安定した療養生活を送られ、10月上旬になって心不全症状が悪化し、翌日に在宅で看取りとなった。ご家族全員に囲まれての大往生であった（この事例は、「実践編」６章の「看取りが覚悟できると、長生きする」事例の一つでもある)。

＊　　　　＊　　　　＊

このように、看取りの経験が豊富な在宅主治医と、看取り経験のないご家族との想いが違うのは当たり前の光景といえる。主治医（医療関係者）と本人、ご家族の各々の主観のコミュニケーション（口絵カラー**図10**、⑤ Inter-personal care）が重要なのが、在宅医療の現場である。

事例11

86歳、男性：脳出血後遺症、脳血管性認知症、糖尿病、慢性心不全、老衰

脳出血後遺症、脳血管性認知症、糖尿病、慢性心不全で、在宅で4年間フォローした症例である。半年ほど前から、食事量が低下し、認知症も重度であり、胃瘻はしないという介護者である13歳年下の奥様の強い意思（この場合、本人は胃瘻造設の意思決定ができないほどに認知症が進行していた）で、そのまま在宅で自然に看取ることにしていた。

看取りの2週間ほど前から、食事がほとんどできなくなり、この1、2週間で看取りとなり、1カ月の命はない状態であることは、事前に奥様に告げていた。

看取りの日の朝、訪問看護から、四肢にチアノーゼが出て、血圧が触れない状態だという報告が入った。折り返し、介護者の奥様に、電話で（本来緊急往診で対応すべきだが、この時は定期の訪問診療中であった)、「たぶん、今日亡くなると思います」と伝えると、「え、本当ですか？」というビックリした返事に、主治医の私（の主観）がビックリした。考えてみれば、半年ほど終末期を経験し、あと1、2週間の命と伝えた2週間目に、「今日亡くなるかも？」ということにすんなり納得がいくのは、主治医の私の主観であり、看取り体験が初めての奥様（家族）にとっては、青天の霹靂なのである。

5秒ほどの絶句の後、「わかりました」と奥様の声。現実が受け入れられた（奥様の主観が変わった＝ケアできた）瞬間である。私からは、「これから、呼吸がゆっくりになって、そのまま止まると思いますので、その時はすぐ連絡ください。定期の訪問診療が終わり次第、午後から往診に行きますが、途中変化があればすぐに緊急往診しますので、ご連絡ください」と伝える。

その日の午後1：50に、「呼吸がゆっくりになりました」と奥様か

ら電話。「わかりました。すぐ、お家へ往診します。到着する前に呼吸が止まるかもしれません」と私。往診に向かっている最中の１：57に奥様から「呼吸が止まりました」と。「わかりました。そのままでお願いします。本人は意識がないので苦しくないと思います（ケア）ので、ゆっくり対応してください。あと10分くらいで到着します」と伝えた。そして、午後２：07に緊急往診にて死亡診断した。死因は老衰である。

＊　＊　＊

このように、我々医師は看取りが想像できても、ご家族は看取りの経験は初めてのことが多く、想像できないのである。そのような、ご家族が具体的な看取りの状況は想像できない状態を、私たち医療従事者はイメージしながら、ケア（現実を受け入れる支援を）していくスタンスが在宅医療の現場では重要なのである。

9章　本人は在宅、家族は入院

本人の意思決定の重要性

事例12

87歳、男性：肺癌、慢性閉塞性肺疾患（COPD）、在宅酸素療法、反応性うつ病

もともと喫煙者であり、COPD（慢性閉塞性肺疾患）が指摘されていた。喀血（肺や気管、気管支などの呼吸器系の器官からの出血）でA病院を受診し、右肺の下の領域の無気肺を指摘された。さらにB病院呼吸器外科を紹介され受診。気管支鏡と生検で右肺癌と診断される。一般状態が悪く、高齢でもあり、手術と抗がん剤（キュア）は適応外のため、放射線療法（緩和キュアとして）のみ実施した。ゆくゆくは緩和ケア病棟（C病院）への入院も視野にある状況。紹介時、頭部や腹部などの遠隔臓器への転移はない状態であった。

在宅へ移行する退院前には、入院先の病院で退院前カンファレンスを行う。2008年から退院前カンファレンスには診療報酬がついたが、連携を開設理念とするナカノ在宅医療クリニックでは開業当初の1999年から、病院紹介患者さんのほぼ全例に退院前カンファレンスを実施している。この方の退院前カンファレンスは、B病院で開催され、病院側からは病棟主治医、精神科医師、病棟看護師、緩和ケア科看護師が、在宅側からは在宅主治医、訪問看護師、訪問介護士、ケアマネジャー、医療ソーシャルワーカーなど多職種が参加した。以下、退院前カンファレンスで話し合いがなされた内容である。

まず、家族（キーパーソンは長男）からは、「帰れる時に家に帰し

てあげたい。頑張れるうちは家で過ごさせてあげたい。動くときつそう。我慢強い人なので痛みなど黙って言わないのではないか」などの話が聴けた。

病院主治医からは、「緩和的（痛みを取るため＝緩和キュア）に放射線治療を施行している。今後起こりうる可能性として喀血がある。癌末期ではないが急変は起こり得る状態である。本人の病状を見ながら、在宅酸素の導入を在宅主治医とも話し合って検討したい」という説明がなされた。

病院精神科医師からは、「病名を（肺癌と）告知したら、食事がまったく摂れなくなり、うつ状態となった。希死念慮（自殺願望）が出現し、病名告知をしなければよかったのではないか」との意見が出た。また、退院が決まった頃から少しずつモチベーションがアップしてきているとの話であった。

病棟看護師からは、「日中は臥床していることが多い。日常生活は介助が必要な状態にある。ポータブルトイレへの移動は壁をつたいながらしている。排便はお薬でコントロールできている。嚥下時、時おりむせこみがある」などの状態報告があった。

緩和ケア科看護師からは、「C病院の緩和ケア病棟へ相談し、面談を行っている。緩和ケア病棟の受け入れはいつでも可と返答をもらっている」ということで、家族としては、最期までの在宅医療（在宅での看取り）は考えていない、ということであった。

在宅主治医（私）からは、「急変の可能性（急な心肺停止→看取り）はあり得る（ケア）。何かあった時は、即救急車（キュア）ではなく、在宅主治医へ連絡して欲しい。365日、24時間体制で緊急往診し、入院が必要で、治療（キュア）できる状態であればB病院へ入院相談、介護（ケア）が困難になったらC病院緩和ケア科に相談します」とお話しし、急な心肺停止時は、そのまま在宅で看取る（ケア）旨を家族に説明して、了解を得た。

*　　　*　　　*

このような看取りの話は、通常初診時に行っているが、その時点ではご本人・ご家族は理解されていない（想像できない）ことがほとんどで、症状悪化が起きた都度、しっかり説明して、看取り（ケア）を理解していただく。これもナカノ理論におけるケア（＝看取りがあり得るという現状＝客観を、ご本人・ご家族の主観が受け入れていただくための問題解決の手法→「理論編」1章を参照）である。

ケアマネジャーからは、「介護保険、区分変更の手続き中。介護ベッド導入、福祉用具レンタルの検討。ヘルパーは入浴、保清を目的のメインとして導入」と説明。ご家族に対しては、「最初はサービス過多に感じるかもしれませんが、家での本人の様子、家屋状況を見ながら必要なサービスを残していきましょう」と説明があった。

訪問看護師からは、退院日から状態チェックのため2週間医療保険（特別訪問看護指示）で毎日の訪問看護を導入し、ヘルパーと提供時間が重ならないよう訪問計画の説明があった。

退院日には、初回訪問診療し、在宅酸素を導入した。退院後4日目に訪問診療した時は、体温：37.5度で微熱はあるものの、SPO_2（酸素飽和度）：95％（酸素0.5L）で、呼吸状態も安定していた。次の日（退院後5日目）の夜間発熱のため往診。体温：38.2度で発熱はあるものの、SPO_2：95％（酸素0.5L）で呼吸状態はよく、下熱剤で様子をみることとした。

翌朝（退院後6日目）に訪問診療した時、家族（妻、長男夫婦、娘）を代表して長男（キーパーソン）から、「在宅医療開始以来、家族が交代で夜間介護（付き添い）をしていて大変であり、家族介護は限界を感じる。入院させて欲しい」との申し出があった。

そこで、私（在宅主治医）は、患者本人はどうしたいのか？　と本人の意向を確認した。迂闊にも本人の意向を確認するのはこの時が初めてで、考えてみれば、退院前カンファレンスの時も本人の姿（参加）はなかった。

ふり返れば、癌告知で本人が落ち込んだという経緯もあって、退院調整も本人が家に帰りたいという願望を家族が支える形で家族中心に

（本人抜きで）退院支援が進んでいた。介護困難時の入院先の緩和ケア病棟も準備されていて、家族は在宅での継続フォローは、この時点では視野になかった。

家族が再入院を切望する中、本人に今後どうしたいかを尋ねると、「（家で）死んでもいいから、入院は絶対にしたくない」ということであった。このように患者本人は家にいたい、家族は家では看られない（入院させてくれ）と、本人と家族の意向が対立する構造は、在宅医療の現場では通常よく見る光景である。このように、本人と家族の意向が対立する場合、私（在宅主治医）は、本人の意向に沿って、家族に説明（説得）し、調整している。そして、「本人（患者・利用者）主体の医療（キュア）と介護（ケア）の実践」は、医療法人ナカノ会の大きな基本理念である。

私（在宅主治医）から本人へ「家で死ぬ気があれば、死ぬまでお家にいられますよ」と伝えると、本人は急に元気になって、笑顔も見える。ご家族へは、「本人が家で死んでも（入院するよりは）いいと言っているし、同居のお母さん（本人の妻）も（軽い認知症はあるものの）何かあったら主治医に電話すればいいので、ご家族は、心配して夜は泊まらなくてもいいのではないでしょうか？　仮に朝、転倒されてそのままお亡くなりになっていても、その場合本人は意識がなくて苦しくなく、最期までお家で生きたいという本人の希望をかなえてあげたのだから、それはそれで、本人の希望を支援できたと家族全員で喜んであげてもいいのではないでしょうか？」という説明をした。

これも、ナカノ理論における家族の不安をとるためのケアの問題解決手法（客観＝現実を家族の主観が受け入れる支援）の一つである。

その時本人からは、「癌の告知で気持ちが落ち込んだ原因は入院したこと。癌の告知がショックだったのではなく、癌になって退院できないと考えたことが、うつの原因であった」との話がなされた。他者の主観は、当事者本人に直接聴いてみないとわからないものである。

その後、本人は夜間にトイレまで移動することが大変なようで、ポータブルトイレを導入して（夜間転倒しないような工夫をして）、夜間はご夫婦2人の生活で、在宅での療養が継続できた。そして、うつ病の薬も要らなくなった。

在宅生活54日目、喀血があって緊急往診。往診時は、喀血は止まっていた。本人・ご家族へ、「慢性閉塞性肺疾患か肺癌からの喀血でしょう。検査・治療のために入院しますか？」と説明・質問したら、本人は「検査のためでも（死んでも）、入院したくない。外来検査も（そのまま入院させられるかもしれないので）しない」とのお返事。ご家族も了解の上、このまま、在宅での看取りも視野に入れて継続フォローしていくこととなった。

その4日後（58日目）の深夜に、呼吸していないということで緊急往診し、そのまま死亡診断した。

＊　　　＊　　　＊

このような症例に遭遇した場合、一般的なキュア志向の医師がもつ心理として、はたして、今回の医療判断は正しかったのであろうか？（間違っていたのではなかろうか？）というようなモヤモヤ感が残る。このようなモヤモヤ感の検証に有用なのが、白浜雅司（Jonsen ら）の臨床倫理の4分割法（文献17）（**図13**）である。

本事例を白浜の4分割法で解析すれば、**図14**になる。①医学的適応では、喀血は検査・治療で何とかなっていたかもしれないが、②本人の意向は、死んでも入院（検査）したくない、③ QOL（生活の質）は、入院すればうつになる状況で、④周囲の状況は、介護が大変で入院させたい状況であっても、本人の意向を重視すれば、在宅での看取

図13　Jonsen らの4分割法（故白浜雅司先生）

医学的適応 Medical Indication	患者の意向（選好） Patient Preferences
QOL Quality of Life	周囲の状況 Contextual Features

4つの枠に何か入れること。2つ以上の枠に入れても可。
わからなければ周囲の状況の「その他」に。

図14　本事例の Jonsen らの4分割法（故白浜雅司先生）での解析

医学的適応 喀血、精査→救命？	患者の意向（選好） 死んでも、入院したくない
QOL 入院すれば、うつ	周囲の状況 介護が大変、入院を

社会

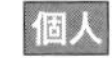

りでよかったのではないかと、考えることができる。

さらに、ナカノ理論で解説すれば、**図14**において、白浜の4分割法の左半分は社会レベルでのキュア（医学的適応＝客観の変更）とケア（QOL＝主観の変更）となり、右半分は個人レベルでのケア（患者の意向＝主観の変更）とキュア（周囲の状況＝客観の変更）となる。

図15は、**図14**の右半分の個人レベルでのケア（患者の意向）とキュア（周囲の状況）を入れ換え、上半分がキュア、下半分をケアとしたもの（キュア志向の4分割法）であるが、家族の意向に従えば、ケアよりはキュア、個人よりは社会が優先され、結局は入院→病院死という結果になる。従来の個人より社会が優先される日本社会の文化において、キュア志向の4分割法で全体の意思決定が行われるケースがまだまだ多いのが現状である。

図16は**図15**のキュアとケア、社会と個人を入れ換えた4分割法（ケア志向の4分割法）であるが、このように個人の意向を優先させた意思決定（ケア志向の分割法）は、在宅での看取り（最期まで本人の希望どおりに家で生きられた）に結びつき、今後ますます重要になってくると思われる。（日本）社会においても、キュアからケアへのパラダイムシフトが望まれる。そして、この個人の意向を優先させた意識決定の支援こそ、ACP（アドバンス・ケア・プラニング）そのものである。

図15　ナカノ理論におけるキュア志向の4分割法

	社会	個人
キュア（客観）	医学的適応 喀血、精査→救命？	周囲の状況 介護が大変、入院を
ケア（主観）	QOL 入院すれば、うつ	患者の意向（選好） 死んでも、入院したくない

図16　ナカノ理論におけるケア志向の4分割法

	個人	社会
ケア（主観）	患者の意向（選好） 死んでも、入院したくない	QOL 入院すれば、うつ
キュア（客観）	周囲の状況 介護が大変、入院を	医学的適応 喀血、精査→救命？

資料3に、本症例の担当ケアマネジャーのふり返りを提示する。

資料3　ケアマネジャーの立場から―“看取り”後のふり返り

息子、嫁達は在宅では看たくなかったということはよく伝わってきた。

何かにつけて入院させたほうが良くないか？　という相談があった。

CM（ケアマネジャー）の言葉より、医者の言葉は絶対なので、医学（キュア）的な面からだけではなく、介護（ケア）の面からも自宅で看ていける、ということを具体的に先生から話してもらい、家族をその気にさせて、その後、CMが具体的なサービス内容や金額を説明できたのはよかったと思う。

キーパーソンは息子だったけど、肝心なときにはいないのに、物申すの人だったので、あのような家族の場合は、CMの立場が弱い……というか、とっつきにくいというか入りにくいです。

本人の想いを家族に伝え説得できて、最期まで在宅でよかったのかなと思います。

10章 終末期医療は家族関係を修復する

亡くなる2日前に、20年間の父・息子断絶関係が解消

事例13

82歳、男性：胃癌術後、転移性肺腫瘍、肝転移、躁うつ病

2014年10月に胃癌の全摘術（根治術）を受けたが、翌2015年7月に転移性の多発性肺腫瘍が見つかり、胃癌の転移と診断された。同年10月11日～11月27日までTS-1（抗がん剤）の内服治療を受けたが、副作用のため中止。脳梗塞、閉塞性肺疾患、躁うつ病の合併があって、労作時の呼吸困難がある。2016年1月8日から在宅医療が開始となった。

在宅医療開始時は、安定した在宅療養生活を送られていたが、6月になって、肺病変の進行に伴う呼吸状態の悪化のため、6月10日から在宅酸素（在宅での酸素吸入）を導入した。

この頃から食欲低下が生じ、炎症反応も強いので、6月23日からステロイド（炎症を取る薬）の内服を開始。7月になって癌性疼痛（癌に伴う痛み）も出てきたので、7月1日から医療用麻薬（オキシコンチン）の内服を開始した。また羸痩（やせ）も著しく、この頃から躁状態が出現し、興奮、不眠、精神症状が出現するようになった。

7月4日（月）の定期の訪問診療時に、20年間絶縁状態である長男の話が出る。この時、「かなり病気も進行しているので、今、元気なうちに長男さんとお会いして和解されたらいかがですか？」とお話しした。

7月5日（火）は、朝方興奮しているということで早朝緊急往診。

その後、予定していた市原美穂さんの“かあさんの家”と“暮らしの保健室”を見学に宮崎市に向かった。宮崎市で一泊して、7月6日（水）の午前中に、“暮らしの保健室”のイベントに参加して鹿児島市に帰る予定であったが、5日の夜に、興奮性が強く出て、セレネース（抗精神薬）の内服を重ねるも興奮性がおさまらず（訪問看護師との電話のやり取りによる）、6日の朝、急遽予定をキャンセルして鹿児島市に帰り、緊急往診で対応した。

この方は躁うつ病の合併があったが、未治療（実は、今回のイベントでそのことを知り、本人はご家族にそのことを隠しておくように指示していた）のため、死に対する恐怖、親子問題の葛藤、癌性疼痛などが複雑に絡み、このような（暴力行為を伴うすさまじい）混乱を生じたのではないか、と考えた。また、この方の混乱の背景には、癌性疼痛が隠れているかもしれないと考え、診断的治療もかねて、7月6日の朝、オプソ（塩酸モルヒネ）5 mgを内服させたら、興奮は治まり、普通に会話ができるようになった。

前述したように、現在は癌末期でもあるので、20年間絶縁状態であるという長男さんと、お話しできるときに会っておいたほうがよいと7月4日の訪問診療時に患者本人と長女さんに助言していた。その長男さんが、この7月6日の昼前（ちょうどオプソ内服後に、精神状態が落ち着き、会話できる状態になった時）、鹿児島に帰って来られた。

実は、急遽宮崎から戻った緊急往診（7月6日10：30〜12：00）の直前に、私は家の外の駐車場で待機されていた長女夫と妻弟から、患者本人には、長男さんが帰って来られたことは言わないようにと口止めされていた。本人が混乱するからと、不測の事態に備えて、親戚が車中で待機していたのである。

緊急往診の時、オプソの内服で落ち着かれた患者本人の口から、長男さんの話が出て、「自分が悪かったのか？　長男が悪かったのか？」と問われた。主治医の私は、「このような話は、普通の家族でもよくある問題で、親が悪かったのか、子どもが悪かったのかの問題ではなく、親子の“関係性”が悪かったのだから、残り少ない人生の中で和解すれば、息子さんのためというよりはあなた（本人）のためにいいですよ」と助言した。

そして、緊急往診から帰る前（12時過ぎ）、外で待機している親戚の方に今回の往診の様子を説明していると、ちょうど長男さんが用足しから戻られたので同じことをお伝えした。その後、家族全員で会われて、泣きじゃくりながら、和解されたそうだ。

私は和解の現場に立ち会わなかったが、以下、朝の訪問看護からその現場に立ち会った訪問看護師の記録を**資料4**にまとめた。

資料4　7月6日朝の訪問看護から正午過ぎの和解現場に同伴した訪問看護師の記録

〈緊急往診前の訪問看護記録〉 7月6日9：00～

・看護師を認識するなり「○○さん、来ないと思っていた……早く来なきゃ。来るのが遅いよ。ドローンでおいで」「あなたを見たけど○○ Hp に行くよ、お宅の先生（医師）はダメだよー。ほら早く救急車を呼んで！　保険証がない！　探したの？」と混乱交えた興奮様。娘は保険証を探し回っている。酸素をしておらず、腹部周囲を押さえながら苦痛表情での訴え。酸素をしてないため、呼吸苦増強があること、「他の薬が残っていましたよ、状況が違うので効果を試しましょう」と説明する。しばらくは興奮様で強く抵抗示すが、話しかけるうちに指示に応じる。（中野 Dr 電話連絡で指示後）オプソ（5mg）内服で、30～35分くらいで痛みがよくなってきたようと本人。目つき鋭く、拒否。言動の様子も徐々に緩和してくる。

・排便後は軽くなったと、腹壁ソフト。途中、呼吸苦で酸素量調整しながら処置など実施。

・ケア終了後、主治医と話したこともありぐったり、ほっとしたと休まれる。

【実施したケア】

・状態確認　聴き取り

・内服介助　主治医状況報告、指示受け中野 Dr へオプソ5mg 内服させてよいか提案。指示あり。9時10分　オプソ5mg1包、クラビット250　1錠内服。

・軟膏塗布　鼻　アズノール　臀部　馬油

・うがい　ファンギゾンシロップ塗布

・便処置　浣腸摘便・腹部マッサージ。メンタルや呼吸苦（痛み）落ち着く状況と、本人の Go サインを待ち、どうにかトイレ移動可。（本人がトイレでの排泄希望）。普通～軟便3回ほどに分けて両手盛り。

・陰部洗浄　オムツ交換

・水分補給　白湯100〜150cc　ビダ In ゼリー１Ｐの３分の２ほど摂取
・手浴　足浴

〈緊急往診時の記録〉７月６日10：30〜12：00
・主治医（中野 Dr）診察。聴き取り本人オプソで痛み軽減あり、排便あってすっきりしたか。医師を認識しても訪問当初の興奮、混乱様言動なし。握手を求めながら、医師の話を聴いている。本人の話。後６分下さい、４分いいですか？と。妻からの介護の不満や娘がよくやってくれると。息子の離縁同然の鬱積した思いなど語られる。「私は、今度の参院選に立候補しようと思っているんです。普通は家族に馬鹿にされるんですが、娘は前向きな目標が出来てよかったねと言ってくれるんです……」と泣かれる。中野医師より、病院への紹介はできるが、最期まで在宅を望まれたことでの対応をしている。状況で薬調整していきます。奥さんも高齢で愛情いっぱいで○○さんの世話をしていることを理解してあげるように……。（今日、息子さんと会うことになっていることは言わず）良い、悪いでなく息子さんと○○さんの関係性でしょう。可愛い娘さんと同様、息子さんを許し、仲直りしたらよいでしょう、など話す。涙しながら、頷いて聴かれる。
→中野 Dr より内服指示
・オキシコンチン10mg（５mg×２）リンデロン2mg 内服（11時）。本日夕よりフェントステープ１mg へローテーション。（オキシコンチンは本日のみ）
・薬チェック　リンデロン４mg４包　３mg３包　オキシコンチン５mg　14錠あり
・娘へフェントステープの注意事項説明（また、興奮、不穏様の精神症状が出ないとも限らず）。初回は背中など目に付かないところの貼付がよいだろうと助言。理解あり。
【家族の様子、助言など】
・娘さん対応。本人が排便後に冗談を言われるも、「（大声だったため）そんな冗談を言わないで！」と泣き出される場面あり。連日の不眠不休の介護で疲労困憊。Ns へ、これまでの○○様の躁鬱による家族の負担、長男の離縁状況などを話される。今後の在宅サービス調整要。

〈緊急往診後長男と面会〉→私（主治医）は立ち会っていません（７月６日12時過ぎ〜）。
・○○の息子さん対面。本人へ「おやじ……すまない。ごめんな、ごめんな」と手を握る。本人もすぐに手を差し伸べ、「よかった、会えた。（間に合ったと）ありがとう、ありがとう」と天を仰ぎ、呟き様に看護師へ言われる。娘も一緒に泣きながら喜ぶも、「お母さんがここに居ない」と。すぐに娘婿が、娘宅で休んでいる母親を迎えに行く場面あり。
(以下は略す)

その後、長男さんと添い寝されたそうで、フェントステープ（医療用麻薬の貼り薬）1mgで、経過をみた。

翌7月7日（木）の朝、強い痛みを訴えられ、午前8時と10時にオプソ5mgを内服し、その後爆睡状態となった。同日午後、往診時は、爆睡状態で、酸素もSPO2：97（酸素1.5L）で、無呼吸なく、バイタルサイン（血圧、脈拍、呼吸など）も安定していた。かなり深い眠りで、病的な印象もあったが、おそらく、ずっと続いた不眠や混乱などの反作用としての深い睡眠と考え、明日はからっと目が覚めるだろうとも考えた。だが、このまま眠るように亡くなってもおかしくないような深い眠りであったので、その（そのまま看取りの）可能性もあることをご家族に説明したところ、たとえそうなった（看取り）としても、昨日、家族全員で話し合い（和解）ができ、それはそれでよいというご家族全員の一致した見解であった（家族全員のケア＝死という現実＝客観を受け入れる体制ができていた）。

そして、結果的に、翌7月8日（金）の早朝に、看取りとなった。

資料5は、7月8日早朝の当番看護師のエンジェルケア（死後ケア）時の報告である。

資料5　当番訪問看護師のエンジェルケア時の報告

長男がそばにいて、呼吸が弱くなった。そのままでした。
妻そばに座っている。
長女夫婦、孫が来ている。
痛みが出てくるか心配でしたが、それもなく息を引き取りました。
長男がいて安心して逝ってくれたと思うと長女。
妻は、子供たちがいて、看取ることができましたと。

会った日の夜は長男が添い寝して、2時間位話をしていた。
昨晩は、夕食をお父さんのところで皆で食事をしました。
一緒に食事が出来てよかったです。

いろんな思いがあったけど、長男が会いに来てくれた事が一番良かったと思うと長女。

色々電話したけど、ありがとうございましたと言われる。

最後に着る洋服を家族で選んで、スーツ姿がお父さんらしいといわれ、シャツ、紺と赤の模様のネクタイを選ばれる。

ケアは娘さん、息子さんと一緒に行う。

シャンプーをする時は、これが好きで孫にも買ってくれた。

ヘアリキットもしっかり付けていた。お風呂がすごく好きだったなど思い出を話しながらケアをされた。

娘さんは、背中を拭いたりする時に、お兄ちゃん、背中を流せなかったから足を洗う時も、お兄ちゃんしてあげてなど声かけされる。

痩せたよねといいながら、洋服を着せる。

スーツのネクタイは、息子さんがこうして習ったといいながら、ネクタイを結ばれていた。

＊　　　＊　　　＊

在宅医療を17年も実践すれば、在宅医療はドラマと実感するが、これほど、ドラマチックな在宅医療は、初めての経験であった。

末期癌になって、余命いくばくもないという状態になることは、つらいことである。しかし、このつらさは、人生に限りがあり、人生の時間は有限であることを人々に知らしめ、⑴非本来的生き方（社会に生きる）から、⑵本来的生き方（自分の人生を生きる）に変えさせてくれる（「理論編」３章参照)。

親子関係の軋轢は、非本来的な生き方（① Inter-social care）を親から子に強要されること（② Inter-personal cure）で生じることが多い。ターミナルケアの現場において、親子共々、死を意識することでお互い本来的生き方（④ Inter-self care →⑤ Inter-personal care）に導かれ、(「理論編」３章、p.40、口絵カラー図10を参照）和解の要因となることは在宅医療の現場でよく見る光景である（ナカノ理論)。

11章 独居の看取り

事例14

81歳、女性：大腸癌末期、認知症、人工肛門、独居

認知症にて、独居。某年５月から、当クリニックにてフォローしていた。便潜血陽性で、腫瘍マーカー（CEA）も高かったので、精査も勧めていたが、癌があっても治療はしないということで、経過をみていた。

７年後の１月中旬に腹部膨満にて〇〇病院に緊急入院。大腸癌が見つかり、１月下旬、緊急避難的に、大腸癌は残したまま人工肛門を造設。

２月上旬に〇〇病院で退院前カンファレンスを開催した時には、主治医がわからないくらい、認知症症状は強かった。自宅への復帰は無理で、グループホームで在宅フォローし、看取りまで対応しようと考えていた。

ところが、グループホームに行ったのだが、本人が「何で自分の家があるのに、ここで住まなければならないのか？」と言い張り、同年３月中旬から、在宅医療再開始となった。

在宅復帰当初は、認知症もあって人工肛門の扱いに戸惑い、ほぼ毎晩訪問看護が呼ばれる状態が２週間ほど続き、その後しだいに独居生活は落ち着いてきた。

疼痛コントロールもデュロテップ（医療用麻薬）7.5mg で良好で、最期まで安定した在宅独居生活が継続できた。

写真５は、訪問診療に同行した研修生と一緒に撮ったお誕生日のと

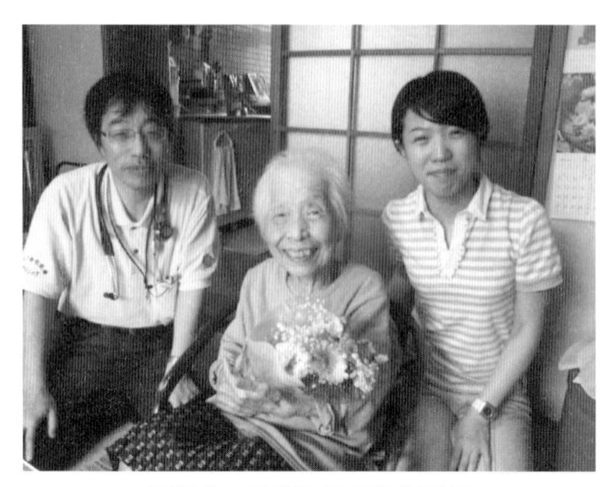

写真5　お誕生日の記念写真

きの1カットである。疼痛コントロールが良く、満面の笑顔が見られる。このようにお誕生日にはお花を持参して、一緒に記念写真を撮る。この誕生日写真がそのまま遺影になることも珍しくないのが、在宅医療の現場である。

在宅復帰10カ月目の翌年1月下旬に、ご自宅で（別居の）娘さん2人に囲まれての静かな看取りとなった。

看取り1週間前頃から、食欲低下、傾眠傾向が増強し、看取り2日前には、娘さん達から入院させてくれないか？との相談を受けた。

そこで娘さん達と面談し、「何故入院を希望されるのか？」と問うた。すると、「このまま意識のないまま（この時は完全に昏睡状態）、一人で亡くなるのはかわいそう」と担当ヘルパーさんに言われたとか。

私は娘さんに、「お母さんは、元気なときは、死ぬまでお家で暮らしたいと言われていた。このまま入院させるほうがかわいそうだとは思いませんか？」とお話しし、納得していただいた（ケア＝終末期であるという客観を娘さん達の主観が受け入れる）。そして、夜間は娘さん2人で付き添い（昼間亡くなっていたら、そのまま緊急往診→看取りということで）、2日後の深夜、娘さん2人に囲まれての静かな看取りとなった。

＊　　　＊　　　＊

後日、娘さん達からは、あのまま、在宅で看取ってあげられてよかった、と言われた。看取りはケアする方も、ケアすることでケアされるのである（ケアは、横関係＝⑤ Inter-personal care で、双方向である→「理論編」3章参照）。

事例15

80歳、女性：直腸癌末期、癌性リンパ管腫、腹水、癌性疼痛、慢性呼吸不全、独居

某年11月中旬に直腸癌に対し、低位前方切除術を施行。４年後の２月下旬に不正出血（直腸膣瘻）と臀部の痺れで再発。同年10月上旬から、在宅でフォローすることとなった。腹水著明。両下肢は、癌性リンパ管腫のため腫れている。

この方は、音楽の教師をされていて、生涯独身、独居の方である。経済的には問題がなく、家政婦さんを導入することで、独居での看取りが可能となった。

この方は、翌年の１月７日にご自宅で看取りとなったが、**写真６**は、亡くなる６日前の１月１日(元旦)、ヘルパーさんが作ってくれたおせち料理を前に、私と一緒に撮った記念写真である。医療用麻薬にてよく疼痛コントロールされていて、写真のように笑顔が見られた。

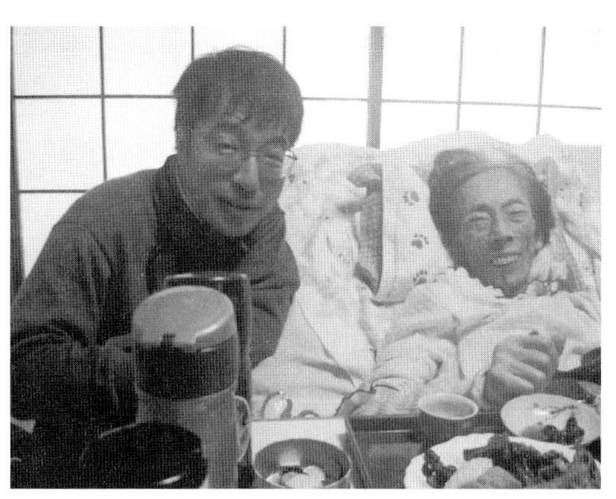

写真６　亡くなる６日前の元旦の笑顔の写真

医療用麻薬をしっかり使い（緩和キュア）、お家で快適な生活をすれば（緩和ケア）、自然に笑顔となる（ナカノ理論）。

事例16

78歳、女性：卵巣癌の末期、腹水、独居

Ａさんは、卵巣癌にて、某年２月初旬から在宅医療を開始し、11月下旬に、ご自宅で、近所の友人の交代の介護と頻回の訪問看護で、看取った事例である。

以下は、腹水が溜まり始め、疼痛も強くなってきた（大量の医療用麻薬で疼痛コントロールは良好）８月（亡くなる３カ月前）のある夕方、往診時のＡさんと私の会話記録である。

Ａ：先生、心配で心配で、夜眠れません。

私：何が心配ですか？

Ａ：このまま亡くなってこの世からいなくなると思えば、心配で心配でたまりません。

私：今、生きているから心配できます。心配するような事態になれば（この世からいなくなれば）、心配はなくなります。

Ａ：…………

私：心配して、楽しいですか？

Ａ：楽しくありません。

私：何か好きなこと、やってみたいことはありませんか？

Ａ：絵が好きで、美術館に行きたいです。

私：なら、美術館に行ったらどうですか？　残り少ない人生になっています。心配する暇（時間）があれば、好きなことをすることに時間を使えば、どうですか？

＊　　　　＊　　　　＊

この段階で、腹水が溜まり、一人では外出できない状態であったが、車椅子で、ヘルパーさんや訪問看護に付き添われて、亡くなるまでの３カ月間に３回美術館に行かれた。

命は守るもの（キュア：③ Inter-self cure →① Inter-social care）

ではなく、使うもの（ケア：④ Inter-self care →⑥ Inter-social cure）
である（ナカノ理論）。

12章 物語のような看取り(満足死)

終わり良ければ、すべて良し

事例17

日高フサさん、82歳、女性:肝臓癌末期、癌性疼痛、肝性昏睡

看取りは、それぞれの人生が反映されて、それぞれ個性的で、すべてが物語である。その中でも、思いどおりに生きて、思いどおりに逝かれる、物語のような看取りに遭遇することがある。この事例はその中の一つで、亡くなる前に「終わり良ければ、すべて良し」と言われて看取られた方の物語である。

日高フサさんは、2005年5月26日、肝臓癌末期ということで、在宅医療が開始になった。在宅医療開始時のフサさんのご希望は、ご自宅に同居されている実の娘さん(高橋咲子さん)ご夫妻の息子さん(孫の修一さん)に会うこと、そして、6月12日に自分の82歳の誕生日を一家で無事に迎えたいということであった。

表9にフサさんの一連の経過を示したが、この経過を見ただけでも劇的な経過であったことがわかる。初回往診時の血液検査の結果で、炎症反応(CRP)が

表9 日高フサさんの一連の経過

2005.5.26から、在宅ターミナルケア開始。
5.27から、ステロイド開始→食欲増進。
6.9、孫(高橋修一さん)夫妻、イタリアから鹿児島に帰る。
6.12、お誕生日(経過中、一番元気であった)。
6.20から、意識障害(肝性昏睡)。
6.21、高橋修一さんご夫妻イタリアへ帰る。
6.23、ご自宅で、看取り(修一さんイタリア到着日の夜)。

高かったので、翌日からステロイド（炎症を取る薬）を開始し、さらに癌性疼痛に対し医療用麻薬（オキシコンチン）を少量処方したら、全身倦怠感がとれて、食欲もアップし元気になられた。

出国手続きに手間取ってなかなか帰国できなかった、イタリア在住の孫の修一さんご夫妻が日本に帰国されたのが、フサさんのお誕生日の３日前、６月９日だった。６月12日は一番いい状態で、家族全員（孫は６人）が集まっての82歳のお誕生日を迎えられた。**写真７**はその時の家族全員集合の記念写真である。

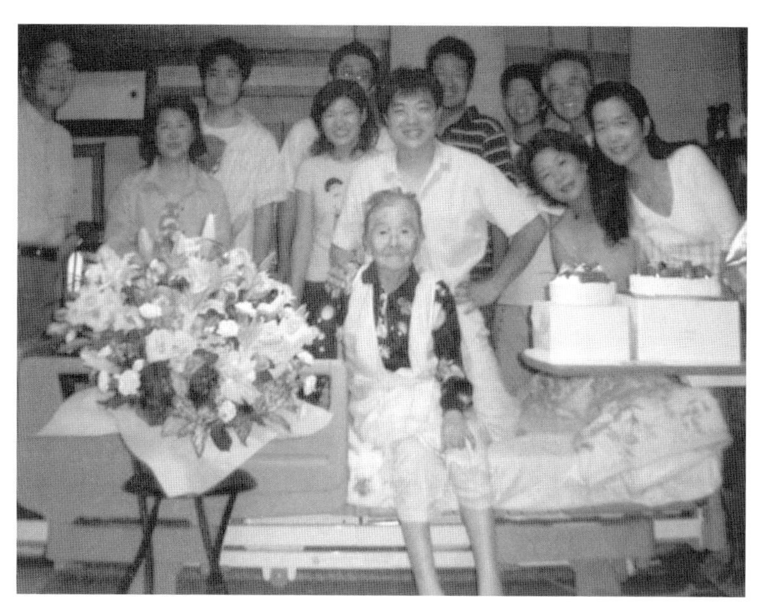

写真７　お誕生日の家族集合写真

誕生日以降、肝性昏睡によりだんだん意識障害が強くなり、６月20日に修一さんの弾くヴァイオリンを聴きながら、昏睡状態となった。肝性昏睡にはアミノレバンという特効薬（点滴）があるが、この場合の肝性昏睡は自然の鎮静（セデーション）とも考えられ、フサさんの意思（延命治療はしない）も尊重して受け入れ（ケア）、アミノレバンの投与（キュア）は差し控えて、そのままご自宅で看取ることとした。

このような決断を（周囲の）家族ですることはつらい作業であるが、同時に、本人ご自身の意思を尊重する中で、結果的には家族全員でフサさんを看取ることが実感できた。このことは、亡くなった日に修一さんに送った私のメール（**資料6**）に対する、修一さんのお返事メール（**資料7**）からもうかがえる。ケアすることは、自らケアされることでもあり、ケアはお互い様（横の関係：⑤ Inter-personal care）であることは、「理論編」3章で述べた（ナカノ理論）。

資料6　亡くなった（日本時間6月23日朝）翌日の私からイタリアの高橋修一さんに送ったメール

高橋修一さま

おはようございます。中野一司@ナカノ在宅医療クリニックです。

昨日は、午前7時32分に、おばあさま（日高フサさま）を看取らせていただきました。

お母様が、朝、気づかれた時は、既に息がなく、眠るような最期でした。

ご自分の誕生日にお孫さんたちに会うまでは生きたい。そして、お気に入りの孫である修一さまのヴァイオリンを聞いて、まもなく意識がなくなり、そのまま逝かれました。

今までに多分100名近い方々を在宅で看取ったと思いますが、これほど見事な最期は初めての経験です。

お母様も大往生（他人である医師がこの言葉を使うといけないそうです）とおっしゃられていましたが、まさに大往生でした。

おばあさまのご冥福を、お祈りいたします。

PS：来年か、再来年、代理の医師を仲間に迎え、必ずイタリアに行こうと思いますので、その節は宜しくお願い申し上げます。

資料7　孫の修一さんから私へのお返事メール

中野先生

メールを頂き、ありがとうございました。

こちらから御礼のメールを差し上げなければと思っていたところを先に頂いてしまい、恐縮です。

また、実家を訪問していただいた由、両親もさぞかし心慰められたことと思います。

本当にありがとうございました。（中略）

イタリアに着いたその日の夜半（日本時間の23日の朝）に母から連絡があり、

祖母が亡くなったことを知りました。
成田を発つ前に亡くなるようであれば、鹿児島に戻るつもりであったので、最期までちゃんと気を遣ってくれたのだなぁと感慨を深くしました。
祖母の臨終に立ち会えなかったことは、とても残念なことではありましたが、意外にも悔いが残らなかったのは、祖母が昏睡状態に陥ったあの晩に、中野先生を含め家族で、延命措置は行わない、と決定したことに立ち会えたからだと思います。
無論、大変に辛い決断ではありましたが、意識を失った状態での延命措置は誰よりも祖母自身が望んでいないことは、家族の一致した意見でした。
人間は皆、一人ぼっちで死んでゆくものだといいます。
事実、その通りだと思うのですが、あの決断を家族でしてあげられたことで、少しだけ祖母の旅立ちに付き添ってあげられた気持ちがしたのです。
だからこそ、心安らかに祖母の訃報に向かい合うことが出来たのだと思います。
中野先生に最後にご挨拶したとき、言葉が詰まってしまって申し上げられなかったのですが、祖母は、私が初めに弦楽器制作の道に入ることを決断したとき、身内で唯一、前向きに賛成してくれた人でした。
自身が時代の波に圧され、画家への道を断念しているだけに、私の思いを誰よりも理解してくれたのかもしれません。
先月末に、祖母がもう長くないことを知らされたとき、私達は滞在ヴィザの都合ですぐには帰国できない状況で、以来、日々臍を嚙む思いで暮らしていましたので、2週間後に帰国した際、祖母の状態が予想以上に良かったことを、心から感謝しました。
今にして思えば、祖母の意思の強さと、中野先生をはじめ、スタッフの皆様のご尽力の賜物だったのですね。
私たちは遠くに居り無力で、大変に心苦しく思っておりましたが、祖母が、中野先生や皆様に支えられ、最期の時を迎えることが出来たこと、本当にありがたく、心から感謝いたします。
本当にありがとうございました。
最後になりましたが、皆様を必要とされている多くの方々のため、そして皆様ご自身のため、お身体にはくれぐれも気をつけられて、今後も頑張ってください。
遠い空の下より、心から応援しています。
高橋　修一・恵理子

クレモナに戻ってから、改めて、先生に頂いた、冊子を読ませていただきました。
祖母を看護していただいたことを顧みながら、在宅医療の必要性と、先生のパ

イオニアとしてのご苦労を実感いたしました。
特に、延命治療の代償の大きさと、それを他の労力にまわすメリットの大きさは、心から共感いたします（勿論、多様な価値観はあってしかるべきだと思った上で、ですが）。
また、中野先生のヴァランス感覚のよさは、本当に頼もしい限りです。
これからもお身体に気をつけられて、素晴らしいお仕事をなさってください。
クレモナでお会いできるのを心待ちにしております。

高橋修一（たかはししゅういち）氏　プロフィール（インターネットより検索）
1972年生まれ。幼少よりヴァイオリンを習い始め、神奈川大学在校中、管弦楽団にてヴィオラ奏者として活躍。
同大学を卒業後、1994年より3年間横浜市の中村良樹氏に師事、1998年イタリアに渡り、クレモナ国際弦楽器制作学校に入学、同時にステファノ・コニアのもとで修業を始め6年間同工房にて研鑽を積む。
2000年ハンガリー・エステルゴン国際コンクールにて特別賞受賞のほか、パリ、ポツナン、クレモナなど数々の国際コンクールに参加、優秀な成績を修める。
2007年ピゾーニェ国内コンクール・プロフェッショナル部門でチェロにて第3位受賞。
2005年に自らの工房をクレモナ市内に開き、現在に至る。
イタリアを拠点に国際的に活躍する注目の日本人制作家。
A.L.I.(イタリア弦楽器制作者協会）会員。

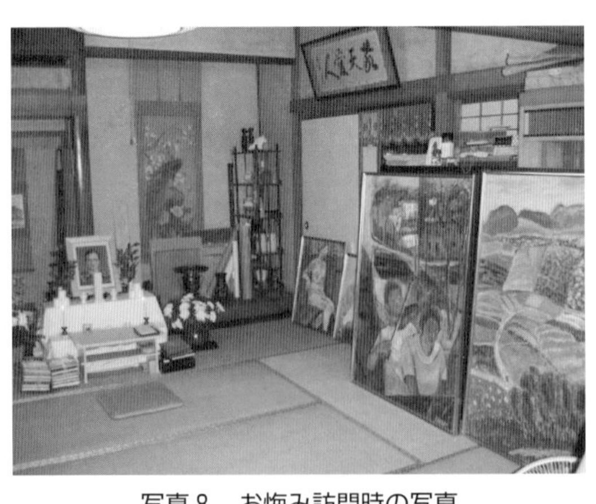

写真8　お悔み訪問時の写真

写真8は、フサさんのお悔やみ訪問時に撮らせていただいた写真であるが、フサさんの描かれた絵（中央）の、左側のヴァイオリンを弾く少年は、孫の修一さんである。娘の咲子さんからいただいたメール（**資料8**）からもわかるように、フサさんは、4人の親（自分の両親と夫の両親）をご自宅で看取り、その後58歳までの10年間介護された夫もご自宅で看取ったあとは、自分の好きな絵や歌の道（人生）を楽しまれた。そして68歳の時、東京から咲子さんご夫婦をご自宅に

迎えられ、看取りまでの14年間、娘夫妻と一緒に暮らされたそうだ。

資料8　娘の高橋咲子さんからのメール

日高フサに対しまして、手厚い在宅介護医療をしていただき本当に有難うございました。

23日仮通夜、24日本通夜、そして25日に葬儀と、天候にも恵まれ無事済ませることができました。

故人はもとより、私ども家族にとりましても、理想とした以上の終末医療をしていただいたこと、そして、このことを通して、いろいろなことを考える糧を与えて戴きましたことに心から感謝申し上げます。センターの皆さまお一人お一人にもどうぞよろしくお伝え下さい。

添付いたしました「略歴」は、葬儀の際に、故人を紹介するために手渡したものです。

〈日高フサ　略歴〉

大正12年6月12日、鹿児島市清水町にて、原田清吉、ソネの長女として生まれた。

青春時代は、東京の女子美術専門学校で学ぶなどするも、時あたかも第二次世界大戦、その貴重な時期の大半を時代の濁流にのまれて過ごした。

昭和22年、戦場から帰還した日高武二と結婚、肝属郡高山町にて2男、1女をもうけ、終戦直後の混乱の中を生きた。

夫の両親、自分の両親と生活を共にし、人生の後半は、その親達を次々に見送り、特に夫　武二に対しては、約10年の自宅介護に明け暮れ、日頃口にしていた「好きだ」という言葉の通り、夫への愛を貫いた。

夫を見送った後、若い時代に学んだ日本画、油絵の趣味に没頭、女流美展、県美展などに次々に入選、この時期が自分の人生を精一杯楽しみながら生きたのではないか。

体力に自信を失いつつあった人生の終盤、自分の老後を娘夫婦に託し、14年間同居して過ごした。

そして、いよいよ人生の最後は、ナカノ在宅医療クリニックの院長ほか皆さまの手厚い在宅介護体制に守られた。6月12日の満82歳の誕生日には、孫達6人を含む全ての家族を呼んで祝い、そして、死の2日前に孫の弾くヴァイオリンの音を聞いて、「トロイメライでしょ！」と曲名をはっきり言って喜んだのを最後に、意識を失い、23日朝7時32分眠るが如く永遠の眠りに就いた。

孫の修一さんは、大学の専攻は貿易で、大企業の海外駐在員として日本の経済成長を担ってこられたお父様にとっては、自分と同じような道を歩くと思っていた息子が、突然、楽器作りになりたいなどとはまさに青天の霹靂で、親子の間に葛藤もあったという。だが、そんな時に静かに見守り、励ましてくれたのは、祖母である日高フサさんその人だったということは、**資料7**の修一さんのメールにも書かれている。

命はバトンされ、人生は世代を継ぐ駅伝である。在宅医療の現場は、その現実を実感させてくれる。

高橋修一さんご夫妻とクレモナ（イタリア）でお会いする約束は、まだ果たせていない。生きているうちに約束を実現したい（人生は生きているうちしかやりたいことは実現できない）と、本書を執筆しながら思うことであった。

以下、本稿を執筆するに当たりメールの交換をしている中で、日高フサさんの看取りから11年経過した2016年12月28日に行った、イタリア在住の高橋修一さんとのメールのやり取りである。

〈2016年12月28日のメールからの抜粋〉

高橋さんのメール：あの時にも私自身は海外にあり、祖母の介護はおろか、臨終にも立ち会うことが出来ませんでしたので、祖母、そして父母に申し訳なく思うとともに、改めて中野先生に看取って頂いたことに、心より感謝しています。

高橋さんのメールに対する中野のお返事：というより、みんなでおばあさまを看取ってあげられたのではないでしょうか？

中野のメールに対する高橋さんのメール：あの時は、「亡くなってからお葬式にだけ来たって何にもならないんだから、今のうちに帰ってきなさい」という母の計らいで、祖母の本当に最期の10日余りを同じ屋根の下で過ごすことができました。

ですので、「介護した」などというのはおこがましい状況でした。

でもその時に、中野先生と家族を交えた、祖母の終末に対する話し合いに参加できたことは、私にある種の諦観と共に、祖母の生、そして死に対する責任の一端を担ったことで心の準備ができた、という意味で、この上なく意義のある帰国であったと思えたのです。

私の在日中であれば、滞在を伸ばしてでも葬儀まで参加するつもりでしたが、祖母の訃報を母に伝えられたのは、イタリアに戻った次の朝でしたので、結局臨終に立ち会うことはできませんでした。
それでも、後悔の念のようなものはなく、むしろ凛としてその報を聞けたのは、やはり中野先生を介した話し合いに自分も参加できたからであろうと今でも確信しています。
実はあの時、こちらで弦楽器工房を独立・開業してひと月余りしか経っていないタイミングでしたので、「あなたはもう自分の仕事に戻りなさい」という祖母の気遣いだったような気がしたのを覚えています。
祖母が亡くなった後に、同様のメールを差し上げたような気もしますが、何かしらのご参考になりましたら幸いです。
大変にお忙しいとは思いますが、もしまたクレモナでお会いできるようなことがあれば本当に嬉しく思います。
その様な日が来ることを夢見つつ。（初夢ならば尚よいですね♪）
新年も変わらぬ皆様のご活躍を祈念しつつ。　　　　　高橋修一　拝

13章 親娘３人の看取り

事例18

天津いずみさん、58歳、女性：乳癌末期、脳転移、癌性疼痛

日高フサさんを看取った翌年の2006年、娘さんの高橋咲子さんから、友人の天津いずみさんを紹介され、2006年４月１日から在宅ホスピスケアを行うこととなった。いずみさんは東京暮らしであったが、ご主人と死別後に乳癌を患い、鹿児島に帰って高齢のご両親（高根ご夫妻）と同じマンションの一室で一人暮らしをされていた。

2005年７月27日に右乳癌で全摘術後、化学療法を施行。その後、転移性の脳腫瘍のため左上下肢麻痺と左同名半盲（右脳の障害で左半分の視野が欠損する症状）が生じ、○○病院にて、2006年１月26日にガンマナイフ（放射線で腫瘍を焼く治療）を施行（腫瘍２カ所）し、ステロイド療法も併用。病巣の縮小と症状の軽減により、在宅医療開始日（４月１日）の２、３週間前に退院した。しかし数日前よりふらつきがみられ、前日に転倒し、当日（○○病院を）受診してCTを施行。腫瘍の増大があり、グリセオール（脳圧を下げる薬）の点滴を行って帰宅した。ご本人は、手術や再度のガンマナイフは困難な状況を説明されていた。

以下、電子カルテの記録等で、順に経過を追ってみる。

〈2006年４月18日　中野の報告メール〉

天津さんは、昨日往診し、ご本人の希望で、ガンマナイフの治療を受けることになりました。５月１日～３日までの入院で、２日にガン

マナイフ施行予定です。
〇〇先生のお話では、視力障害がでない線量で、ガンマナイフをあてるということで、うまく行けば１、２カ月の延命効果はあるのではないか？ということでした。
〇〇病院では、天津さんご本人を抜きに、〇〇先生、御両親、高橋さん（咲子さん）で話し合いが行われたようで、１、２カ月延命しても、（どうせ死ぬ）同じ結果で、（かわいそうで、）このまま何もせず看取ってあげよう、ということで、ガンマナイフはしない、という結論になったようです。
私の方は、その経過を高橋さんから報告受け、（ガンマナイフをするかどうかは）最終的には天津さん本人に決めていただくのが重要ではないか？　今の天津さんには、１、２カ月の延命は、その時間を作るということで、大変意味のあることではないか、と高橋さんにお話しし、夜間往診したら、御両親も一緒で、結局本人の希望でガンマナイフの治療をしたい、という結論になったみたいです（同時に、ガンマナイフはある程度、時間を稼ぐことは期待できるが、免疫療法はあまり期待できない、ということは伝えてあります）。

在宅導入時から本人は免疫療法を切望されていた（キュア志向が強かった→若いので当然であるが）。

（５月19日）
免疫療法を受けるにあたり、先方の医師からは「ステロイドを中止せねばならない」と言われている。それにより脳浮腫が再燃してくるおそれもあり、バランスが難しい。
天津：自宅で療養しているだけという状況が、治療（キュア）になっていないような気がして焦っている。何か少しでも治療（キュア）的なものを受けてみたいという気持ちがある。
中野：何か積極的にせねばならないという強迫観念が、病気にとっても良くない。これだけ症状も良くなり状態も安定しているのにあえて負荷のかかる治療（キュア）を試すのはかえってトラブルとなるおそれがあり。僕の知り合いにも好きなことをしていて癌が消えたという人もいる（心の免疫療法）。少し考え方を切り替えてはどうか。→ケアの推奨。

天津：現状を受け入れる気持ち（ケア）はある。しばらくこのまま経過をみて、徐々にステロイドを減量し、以後チャンスがあれば免疫療法（キュア）を考えたい。

（6月16日）

昨日はカラオケに行った、と楽しそう。表情が生き生きしていて、ボーイフレンドの話などをされる。今日もジャズライブに17時から行く予定とのこと。

食事もしっかり摂れて、夜間も良眠されていると。

視野の暗い感じが続いていると。TV でも左の文字が切れる。眼鏡の問題ではないので、これはガンマナイフの効果をじっくり待ちましょう。

それでも意識障害や歩行時のふらつきなどはなくなり、状態的にはかなり改善している印象があると周囲の方々。

本人もある程度の症状の残存は受け入れながら（ケア）も、もっと良くなりたい（キュア）という思いもある様子。

7月13日に○○病院で MRI 検査予定。

その時にカラオケに行くのだと。

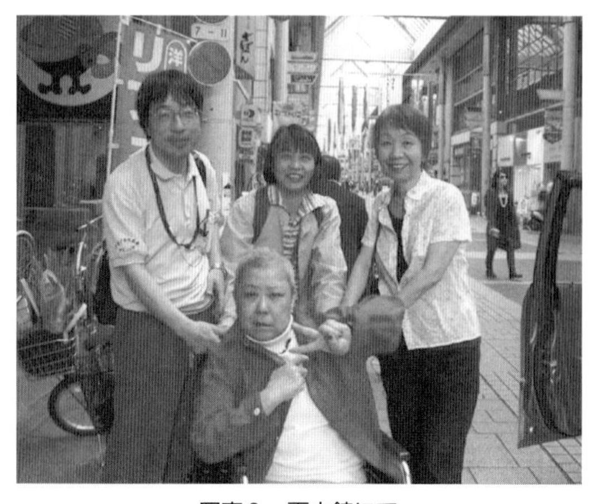

写真9　天文館にて

写真9は、友人を伴い天文館（鹿児島市の繁華街）に初回の外出をした時の記念写真である。在宅医療を開始してから初めての友人との外出で、痙攣があったら心配とい

うことで、私（主治医）が同行した。その後、外出中に痙攣が出たら、すぐ自宅につれて帰ってくること、仮に途中で呼吸停止がある時でも、救急車は呼ばずに、家で看取る旨の打ち合わせは、本人、家族、友人としていた。

このように、突然の看取りまで含めて現実を受け入れること（ケア）で、いろんな活動（現実を変える＝キュア）が可能となる（ナカノ理論）。

（６月29日）

MRIで腫瘍が大きくなっていることがわかり、ショックを受けているとのことで往診依頼。

もともと、癌という病気は、良くなるより、進行する性質のものである。だから大きくなったという結果は、当然と言えば当然である（ケア）。

たまたま検査をして、大きくなったという結果であり、現状は今までと変わらない。→先を考えるよりも、今の時間を大切にしてください（ケア）。

次回のガンマナイフでは、左同名半盲を起こす確率が高いが、２、３カ月の時間稼ぎはできる可能性がある。→今の天津さんにとっては、２、３カ月はとっても意味のある時間だと考える。

天津：ガンマナイフをやってみます（キュア）。

（７月14日）

７月12日、ガンマナイフ入院から退院。

吐き気が強く、嘔吐を繰り返す。

13、14日とグリセオール＋PSLを点滴。

昨晩は一番辛かったと。今朝の内服は飲めず、オプソを頓用させたとのこと。

本日も以下を点滴；

処方）グリセオール200cc＋水溶性プレドニン20mg。

意識ははっきりしており、会話もスムーズ。

普段の元気はなく、閉眼し、横になっている。

吐き気は嘔吐するほどではないが、依然として続いている。頭痛はないと。食事はほとんど摂れないが、アイスを数口食べたり、水分は摂れているとのこと。口渇は訴える。

診察中、急にベッド脇に手をさしのべる。「そこにチャーリー（亡くなった飼い犬？）が居たんじゃない？　そんな気がした」と。

〈７月15日　中野の報告のメール〉

天津さんに往診に行ってまいりました。

頭痛がするとのことで、グリセオール点滴（脳の浮腫をとるお薬）で、軽減するようですが、また２時間くらいで痛くなり、吐き気も出るとか。アンペック座薬（医療用麻薬）５mg も併用しましたが、痛みがとれたのか？安眠中。お返事はできるレベルでした。

ガンマナイフの後遺症、または、ガンマナイフが効いてくれれば、また復帰ということも考えられますが、腫瘍の勢いなどを考えれば、完全に終末期に入ったという感じです。

この時期に、頻回のグリセオール点滴で、症状が落ち着いたり悪くなったりして、点滴依存症を作るのが良いことか？　痛みならオピオイドで押した方が良いのではないか？　と非常に悩むところですが、一応グリセオールが効いているようですので、再度夕方、頭痛吐き気がある時は、訪問看護でグリセオール点滴に走っていただくかもしれませんので、その節は、宜しくお願い申し上げます。

いずれにしても、睡眠中や、グリセオール点滴中でも、そのまま眠るように亡くなってもおかしくない状態ですが、その時は、あわてて救急車を呼んだりせず、中野までご連絡下さい、とお手伝いさん、お母様には伝えてあります。

〈７月18日　中野の報告のメール〉

昨日、朝から、デュロテップパッチ（医療用麻薬）1.25mg を開始。

デュロテップパッチがばっちり効いて、頭痛、吐き気ともに取れて、食事もできる状態です。意識もまったくクリアです。デュロテップパッチは、正しく使えば、本当に良いお薬ですね。
　やはり、私の読み通りに、痛みに関連した吐き気のようです。
　ただ、眼は全然見えない、とのこと。完全失明のようです。
　しかし、本人は、それほど、ショックを受けたようすではなく、眼が見えない状況を十分受け入れているようです。

　その後、医療用麻薬で疼痛コントロールは良好であったが、この頃から食事摂取量が低下し、意識低下が生じて１カ月後の８月14日の夜、自宅での看取りとなった。

事例19

高根仁さん、87歳、男性：認知症、慢性気管支炎、逆流性食道炎、うつ病、変形性膝関節症、甲状腺機能低下症

事例20

高根宏子さん、81歳、女性：脳出血後遺症、パーキンソン病、認知症

　天津さんを看取った翌年、再び高橋咲子さんのご紹介で、2007年６月25日から、天津いずみさんのご両親の高根ご夫妻を、在宅でフォローすることとなった。
　一人娘の天津さんを失った高根ご夫妻の落胆は痛々しいほどで、特に、元大学教授であった父親の仁さんは、重度のうつ状態から認知症を併発していた。
　まずは、脳出血後遺症で、パーキンソン病と認知症をもつ、母親の宏子さんの在宅医療から開始して、続いてなんとか外来通院していた父親の仁さん（仁さんのほうがうつ状態は重度で、認認介護の状態でかろうじて在宅療養が可能となっていた）を在宅フォローした。
　以下、当時の電子カルテから、高根さんご夫妻の経過を追ってみる。

(2007年6月25日、妻)

2005年に脳出血の既往。パーキンソン病、不眠症の診断により近医で外来治療を受けていたが、通院が困難なため、2007年6月25日から在宅医療開始となる。

(7月5日、妻)

先日、○○の○○ Dr. に診察していただいたが、特に問題はなし(脳出血、大丈夫。心疾患では大動脈弁閉鎖不全症はあるが、特に心不全もなし)。

むしろ、夫に対する介護疲れ、精神的不安が強い。

夫も一緒に、ナカノ(在宅医療クリニック)でフォローするのがよいのでは。→最終的に夫もナカノにかかりたかったようであるが、○○医院に主治医変更を言うのがつらかったようで、妻と高橋さん(知人)が○○医院と○○整形外科に紹介状をもらいに行くことで解決。

(7月6日、初回往診、夫)

甲状腺機能低下症を合併していて、チラージンを内服中。認知症、慢性気管支炎、逆流性食道炎、うつ病、変形性膝関節症の合併もあって、通院困難。2007年7月6日から、在宅医療開始となる。

(7月24日、夫)

うつ状態、認知症が、最近ひどくなっているのでと、往診依頼。→認知症がひどくなっているというよりは、心気症+夫婦の関係がギクシャク→このへんの関係性を解決するために、他人(ヘルパーまたは家政婦)を入れる必要有り。

夫(本人)が早く寝て、夜間早朝に起きるために、妻は夜眠れない。→夜間の介護は家政婦に頼んでは、いかがか?→そうしましょう。

この時からホームヘルパーを導入(家政婦さんはその後導入)。

(8月5日、夫)

(本人、奥様、高橋咲子さん=成年後見人を前に、説明)

最近、夜間の不隠行動など、認知症のような症状が出ている。

原因として考えられる理由は、以下３つ。

①最近転倒したり、頭を打ったりしているので、慢性硬膜下血腫の可能性も否定できない。

②年齢もあるが、認知症そのものが進んでいる可能性がある。

③薬に頼りすぎ（心気症）のため、デパス（安定剤）の飲みすぎの可能性がある。医学的には、お酒やタバコがやめられたように、デパスをやめても大丈夫でしょう、むしろ、デパスをやめることで、症状は良くなっていくと思います。

①②を確認するために、頭部CTをとってもらいましょう。

→今週中に、○○病院に頭部CTを依頼→結果は異常なし。

（８月17日、夫）

カロナールを服用しても頭痛、胸苦が治まらない。

何とかしてこれを止めて朝まで寝たいんだ！と興奮気味。

昼間もヘルパーさんが来たのを怒鳴って追い返した。家に他人が来るのが耐えられない、明日も馴染みのヘルパーさんの予定だが今すぐ断ってくれ、先生にはそれを口添えして欲しい。

心臓も呼吸器も体はどうもないんだ、頭がどうにかなっちゃったんだ、もう死ねってことか……等々。

しばらく傾聴に努めるが、話の内容も薬を確かめる動作も堂々巡りで落ち着かない。ご夫妻共にかなり苦しい思いをされ、疲弊しておられる様子。

眠前のみに減量されたデパスの朝の分を処方し、しばらく朝・眠前で服用していただき、来週の診療で抗うつ剤の検討を。

服薬内容や薬効もほとんど理解されていない上、今飲んだかどうかも不確かな（すぐ忘れてしまう）様子。服薬カレンダーの利用等も要検討。

（８月18日、夫）

○○クリニックの紹介で20日、○○病院を受診し、診察次第では入院予定である。

服薬が不確実なため、本日夕～20日眠前の分までをセッティングする。

こうなった一番の原因は一人娘が親より早く死んじゃったことだよ、ちょうど1年経ったよ、と。

一人娘の天津いずみさんの死（前年8月14日）が、ご夫妻、特に父親の精神的不安定を招いていたようである。

（8月23日、訪問看護記録、妻）
・夜中のご主人の介護中転倒する。
・自室にて臥床されており、体動での疼痛かなり増強ありて鎮痛剤も検討へ。右背部の擦過傷20センチほど見られ、じんわりと出血しているためラップ＋カテリーブ貼付する。治癒するまで直接湿布は中止する。周囲にも皮下出血と腫脹見られる。
・体動困難にて、ご主人のPWCで排泄対応へ。
・今朝は食事未にて水分摂取後服薬し楽な姿勢で経口摂取をと促す。
・○○家政婦さん（介護事業所：○○）到着され、暫くは24時間体制での滞在処置方法等説明する。
・上記中野drへ報告し骨折の有無のための受診を説明するも本人が経過見たい意向にて受診はせず。鎮痛剤処方予定となる。
・○○CMへ報告すみ。

この時から、昼間のヘルパーさんや家政婦さんのみでの夫婦2人の在宅療養生活は不可能と判断し、夜間の家政婦も導入した。

（8月31日、妻）
夫の症状が落ち着いてきたので、症状安定。→夜間家政婦を導入して、妻の介護負担が取れたことで、夫婦共々、（精神）症状が安定してきたと推測される。

ヘルパーさんと24時間の家政婦さんを導入することで、夫婦２人の在宅生活は安定した。在宅医療において、いかに介護（ケア）の力が偉大かを証明する事例である。

（９月28日、夫）
食欲があり、夜中に起きて食べたり、坐位で過ごしている。
呼吸状態は安定。
意識もはっきりしており「ヘルパーさんが働きづめで大変だから、代わりも頼もう」などと言われる。
呼吸状態も座位保持で安定しているようで、このまま経過観察する。
本人からのなぞなぞ「こんなに具合が悪くても、変わらないものって何かわかりますか？」
答えは「爪。ほら、いくら死にそうな俺でも、ちゃぁんと伸びてくるよ」と。
（10月５日、夫）
その後食欲 up し、よく食べる。
痰がらみはあるが、全身状態は良好である。
夕食後19〜22時の３時間くらいは寝ているが、他はずっと起きている。
隣に寝ている奥様と、夜な夜な騒いでいる。
お互いの声に双方とも眠れない状態で、混乱が強くなってしまう。
かといって離れた部屋に置くと、双方が不安になり終夜呼び合っている。

いわゆる、共依存の関係である。
10月末頃から、夫が呼吸器症状悪化。

（11月22日、妻）
○○病院を受診、右大腿骨折指摘。29日に手術予定で予約あり。
昨日は手術希望であったが、気分がコロコロ変化し、現在はやや拒否。

入院するとお金が盗まれるのでは？（物盗られ妄想）

ご主人の女性問題（嫉妬妄想）。

入院中に主人が亡くなるのでは？等々。

朝、ロキソニン内服させている。（痛みのため）

「入院中に主人が亡くなるのでは？」の予感（？）は、的中する。

（11月29日、妻）

右大腿骨頸部骨折の治療のため、○○病院に入院となる。

（12月13日、夫）

呼吸がおかしい、ということで、緊急往診。

到着時、心肺停止。

ここ1週間くらい、せん妄、呼吸不全が悪化。

午後3時25分：死亡診断。

（2008年2月29日、妻）

退院（入院先の主治医からやっとの退院許可をもらって、在宅へ救出）。

独居での在宅療養再開始。

（3月1日、妻）

83歳のお誕生日をお家で迎える。

（3月21日、妻）

在宅に帰って、やや元気になった。

（訪問診療）

昨日は茶碗一杯のカレーを食べた。

便通も固まってきた。

（4月9日、妻）

（深夜往診）

5：04　呼吸停止のため往診依頼。

5：33　死亡診断。

高根さんご夫妻・いずみさん親娘のことは、実はこの本に書く予定はまったくなかった。たまたま、日高フサさんの娘さんの高橋咲子さんと、日高さんの生活史を聞いている時に、高根さんご夫妻、一人娘の天津いずみさんの話が出てきた。本書の取材（？）電話で、「高根さん親娘は、親戚が誰もいなく、成年後見人の私が中野先生を紹介したのよ」と、高橋咲子さんが言われた。

写真10は、最後の高根宏子さんが亡くなった後に、高橋咲子さんにお願いして、お悔やみ訪問をした時に撮影したものである。17年間の在宅医生活の中で、親娘３人を看取った経験は初めてであったし、たぶん私の人生の中では、今後も経験することはないだろう。

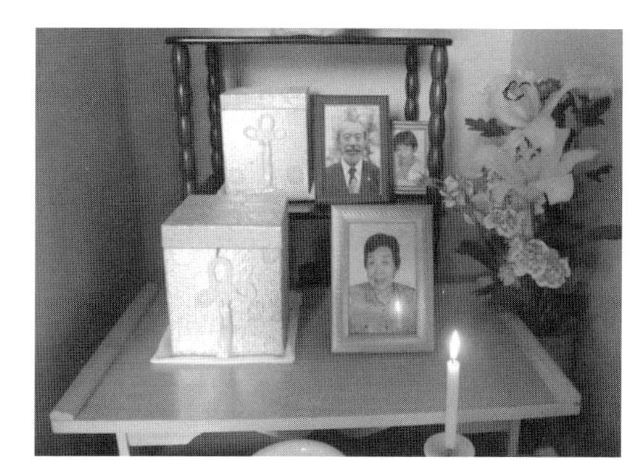

写真10　親娘３人の遺影と遺骨

これも日高フサさん、高橋咲子さんを通じて得た人の縁で、人はみんな縁でつながっていることを実感できるのが、在宅医療の現場である。個人名、写真を本に掲載することの許可を得る親戚もなく、成年後見人の高橋咲子さんとも相談して、高根ご夫妻・いずみさん親娘の供養とも考え、実名、写真を掲載した。

以下は、2016年12月29日に高橋咲子さんからいただいたメールである。

〈高橋咲子さんからのメール、2016年12月29日〉

高根さんとは、母同士が友達で、高校生だった私と1歳違いの一人娘いずみさんともベストフレンドでした。二人とも大学が東京で夏休みとかとても楽しい青春を過ごしましたが、その後は、それぞれが社会人、結婚と会うチャンスもなくなっていました。

私たちが、母と同居のために東京から春日町の家に帰った時には、高根さんのご両親も桜島の見える高台にあった脇田の家から、近くの稲荷町のマンションに引っ越しておられました。それからは、いずみさんも帰鹿の度に家に遊びに来て、交流が再開したのですが、私の母が発病し、そして他界しました。その1年後には、いずみさんのご主人の他界に続きいずみさん自身の乳癌手術、脳への転移で○○病院でのガンマナイフの手術などいろいろな治療にもかかわらず、ホスピスか在宅医療かの選択を迫られていました。ご高齢のご両親に代わって看病をしていた私は、母の経験もあって、即、中野先生にお願いしようと決めました。

運よくご両親が住んでおられるマンションに空きがあって、そこで、いずみさんは好きなことをしながら中野先生にも我がままを言って、ご両親の見守る中、ご主人の元に旅立ってゆきました。

ご高齢になられていたご両親は、気落ちもあり、ご主人様の方に幻覚の症状があって夜中に転倒され、そのご主人を起こそうとされた奥様の方が、股関節骨折をされてしまいましたので、お二人ともまた中野先生しかないと思いお願いしました。

奥様の股関節手術は成功されたようでしたが、リハビリの気力もなく誤嚥肺炎になり、その間ご主人も亡くなられ、このままではとても可哀そうだと思い、身内のいない自宅でしたがお誕生日の前日に自宅に帰られ、とてもお喜びになりました。その1か月後、息を引き取られました。

高根さんご家族は、お元気な時に、親子で旅をされ、岩手県一関市にそのころまだ珍しかった樹木葬を決めておられて、私たちは、生前依頼をうけておりましたので、一ノ関駅から車で30分位のところにある熊もでるという里山のハナミズキの下に散骨して来ました。

　中野先生たちのお蔭で、皆様を看取ることが出来て、私は天国の皆様に守られているようです。
　なにか参考になればと思い、書いてみました。
高橋咲子

　以下は、2016年の12月31日（大晦日）にイタリアから高橋修一さんにいただいたメールである。

〈高橋修一さんからのメール、2016年12月31日〉
　中野先生が時系列でまとめて下さった原稿を拝読していて、まるでプログラムされていたかのようなタイミングの妙に改めて感慨を深くしています。
　まずは、私が11年に及ぶ修業生活を経て、クレモナで開業したのが2005年の５月12日でしたので、祖母に応援し続けてもらって、亡くなる前、本当にギリギリでプロになれたことを報告できたことになります。
　開業に伴いヴィザのカテゴリーが変わり、発行されたのが６月７日。（これは数か月前から既に予定されていた日程でした。）
　翌８日に日本に出発し、鹿児島に到着したのが９日。
　12日に祖母の誕生日を皆で祝い、23日に私がクレモナの工房に無事に戻ったことを確認したかのようなタイミングで息を引き取りました。
　この時系列を見返すと本当に「天の配剤」としか思えないような「物語」に見えてしまいます。
　そして、いずみさんと高根先生ご夫妻のお話。
　私の知る高根先生は、かくしゃくとしてダンディな、まさにジェントルマンでした。
　そして奥様と２人で、笑い声の絶えない素敵なご夫婦に見えました。
　いずみさんを失われた傷の深さが、ひとりの娘の親になった今、本当に切実に理解できます。
　原稿では、日を追って容体が変化していく様子が、毎日の介護日誌の形で綴られており、逆にリアルに胸に迫りました。

それと共に、祖母から続いて4人を看取った母、咲子の苦労、奮闘を初めて目の当たりにした思いが致します。

高根先生の奥様が亡くなられたのが2008年4月初旬。

私の妻が懐妊したことを母に報告したのが本当にその直後だったかと思います。

その時に母が発した「神様にご褒美をもらった！」という嬉しそうな声が、この（本書の）原稿を読み終えた時に耳に鮮やかに蘇り、胸が熱くなりました。

その年のクリスマスイブに生まれた長女は、先日8歳になり、祖母に似て、絵を描くのが大好きな女の子に育っています。

私も母、咲子も絵を描くのはからっきしダメなので、「おばあちゃんのDNAがここに出たね！」と笑っています。

本当に年の最後に、祖母のことをはじめ、色々な思い出に胸が温まり、素晴らしい贈り物を頂きました。

心より御礼申し上げます。

繰り返しになってしまいますが、どうかよいお年を！

2017年、ナカノ在宅医療クリニックの新たな船出に幸多かれと心からお祈り申し上げます。

2016年大晦日

高橋修一

日高フサ様、高根様ご夫妻、天津いずみ様のご冥福をお祈りします。

14章 父(肉親)の在宅看取り

私の両親は、鹿児島県の阿久根市脇本というところで、三文字薬店(三文字は３つの道路が交わるという意味の地名)を夫婦２人で自営していた。**写真11**は、両親が病気になる前に三文字薬店で私が撮影したものである。母が倒れる2011年12月24日(父84歳、母80歳)まで、両親２人は、現役で、三文字薬店を自営していた。

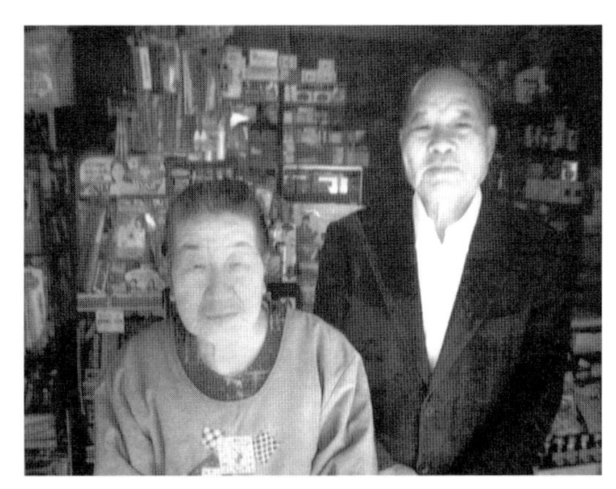

写真11　三文字薬店にて

三文字薬店の経営は父の仕事で、一般薬のほか、店の目前にある農協と連携(役割分担)して、農薬の販売も手がけていた。事業には教育(情報、知識)が必要ということで、地元の農家の方(顧客)と害虫や農薬などの勉強会を常に開催していた(その後の懇親会がメインであったような印象であるが、このノミニケーションも重要なことを父から学んだ)。

私の商売(経営)の秘訣は、父から教わったと確信する。父が常に言っていたことは、自分が儲けるためには、顧客を儲けさせることが一番の方法だということある。

例えば、仕入れ値80円の商品を売値100円で売れば利益は20円出るが、この商品を90円で売れば、自分の利益は10円減って客は10円儲かるが、客の10円の利益で顧客を３倍に増やせば、自分もさらに10円儲かる。このように儲けようと思うなら、顧客のメリットを考え、顧客を増やし、社会貢献することだと、今でいえば、ドラッガーのようなことを言っていた（父の知識源はたぶん週刊誌だったと思う）。私の医療法人ナカノ会の経営理念には、父の教えや実践が継承されていて、その点、父には非常に感謝している。

また、父は、私が子どもの頃、ポロリーズというソフトボールチームをつくって、ソフトボール大会を定期的に開催し、地域活性化に大いに貢献していた。父の葬儀には、元ポロリーズのメンバーも多数参加されていた。父の今までの活動は、たぶん今後の医療法人ナカノ会の地域創り（地域包括ケアシステムの構築）に大いに参考になると思う。

父のことでの一番の思い出は、子育てのため妻の両親と同居する許可（今の私の住居は鹿児島市加治屋町にある妻の実家で、西郷隆盛の生誕地の真向かいにある）を得に行った時に、（可能なら地元阿久根に戻ってきて欲しいと願っている）父から、「40歳近い男（私のこと）に親として言うことはない。自分のことは自分で決めなさい」と言われたことだった。この時初めて、よい父親をもった、と実感した（それまでは、何かと指示する、私にとっては鬱陶（うっとう）しい父親であった）。

その父を、2015年２月８日に、在宅で看取った。

事例21

中野達夫（中野の実父）、88歳、男性：悪性黒色腫、全身内臓転移

2012年の初め頃から、鼻出血が出現し、その年の４月に、鼻腔粘膜の悪性黒色腫と診断された。発見当時、腫瘍は直径４cm で、視神経に0.5mm まで接近しており、これはもう万事休す、２、３カ月の余命であろうと父にも告知した。しかし、鹿児島県指宿市のメディポリスでの粒子線治療で完治した。

2014年になり食欲低下、羸痩が進み、悪性黒色腫の全身転移も疑わ

れたが、本人は精査拒否で、うつ病と自己診断していた（腫瘍マーカーも上がっていないので、うつ病かもしれないと私も思っていた)。

本人は入院が嫌いで、急変時は（朝起きて息をしていなかったら）私に連絡して、そのまま家で看取ろうと、妹２人（実家の近くに、それぞれの夫と同居し、介護）と打ち合わせをしていた。

2015年になって、さらに食欲が低下し、羸痩も進み、１月８日の採血結果では、著明な肝機能障害、腫瘍マーカーの上昇が認められ、悪性黒色腫の全身転移（または消化管の悪性腫瘍）と診断した。父には、おそらく余命１カ月ほどなので、財産の整理などをしっかりするように話をした。

その後黄疸が出現し、増強してきたので、念のために病院で検査をするか父に確認したところ、（黄疸が）良くなる可能性があれば（内瘻術などで）検査する（キュア志向）ということで、亡くなる（２月８日）１週間前の２月３日に、近くの急性期病院で検査をしたら、肝臓が癌に置き換わり、万事休すという状態であった。

その旨を本人に伝え、在宅で疼痛コントロールをして、２月８日、在宅での看取りとなった。

その間、私も毎週のように阿久根の実家に帰ることができ、病院嫌いの父をしっかり在宅で看取ることができてよかったと思う。

父も、財産整理など、しっかり子ども達にバトンタッチすることができて、よかったと思う。父の命であった三文字薬店は、妹たち２人（２人とも薬剤師）が三文字薬局として後を継いだ（2015年４月１日開局)。

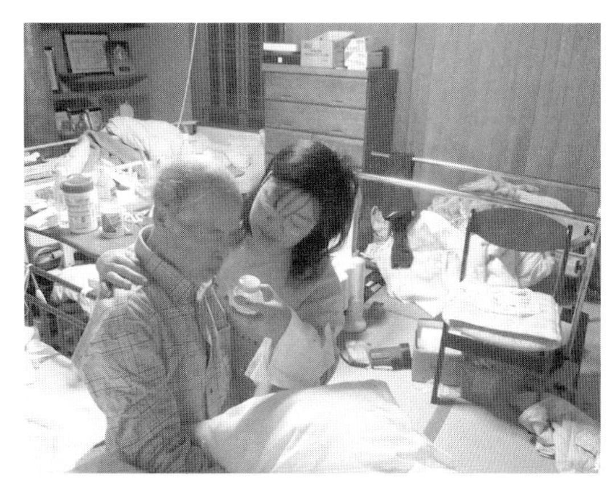

写真12　亡くなる前日の父

写真12は、亡くなる前日（2015年２月７日）の

父の様子で、介護しているのは私の上の妹である。この写真を公表する許可を得る時、上の妹は部屋が散らかっていることを気にしていた。だが、自宅の家事をこなしつつ、店をみて、介護もすれば、掃除の暇などないわけで、むしろこの写真には強いリアリティが宿っている。父の顔は、黄疸が著明だった。

父と母の病歴は**資料9**、父の意思と家族の想いは**資料10**のCNK－ML への書き込みに要約してある。

資料9　2015年2月7日（父の亡くなる1日前）のCNK－MLへの書き込み

CNK－ML の皆様

おはようございます。中野一司@ナカノ在宅医療クリニック、です。

中野の父は、看取りが近い状態で、療養している阿久根の実家に帰ってきています。

本日は、午後から鹿児島市で開催される講演会の講師で、今から、お出かけ準備中です（本日亡くなっても、葬式は明日ですので講演会には、出席します）。

今朝の TFC のメーリングリスト（田坂佳千先生がつくられた、総合医の ML）で、自分の親を診て、初めて人を診るということが実感できるという話題がありました。

おそらく、病院内での診療（キュア志向の病院医療）が多いからそのように感じるのであって、在宅医療（病院外医療＝キュア・ケア志向の在宅医療）に従事していると、親の死も他人（患者さん）の死もほとんど一緒の感覚で受け止めることができます。

TFC といえば、田坂佳千先生、白浜雅司先生（文献17）が思い出され、白浜先生は本 CNK－ML の論客で、田坂先生は、本 CNK－ML が立ち上がった2006年11月直後の2007年2月に急逝されました（CNK－ML にお誘いした直後の出来事でした）。

父の死を前に、このようなメールが書けるのも何かの縁なのでしょう。

あらためて、田坂佳千先生、白浜雅司先生のご冥福をお祈りいたします。

＊　　＊　　＊

（2月7日の TFC－ML の書き込みの一部）

一昨日（2月5日）の夜に佐賀で講演し、その帰りに実家の阿久根に立ちより父を診て、昨日（2月6日）は阿久根の実家に泊まり、今日（2月7日）の午後は、鹿児島市で講演会の予定です。

父の葬式が、この講演会とバッティングしなければよいがと心配していた（一昨日の佐賀の講演会は夜でしたので、昼間葬式と重なっても夜講演会は行う予定でした)。

父は今年（2015年）１月７日にめでたく米寿（88歳）の誕生日を迎えることができました。元来、非常に元気でしたが、2012年の４月に、鼻腔粘膜の悪性黒色腫という珍しい病気にかかりました。

発見当時、腫瘍は直径4cmで、視神経に0.5mmまで接近で、これはもう万事休す、２、３カ月の余命と父にも告知しましたが、何と鹿児島県指宿市のメディポリスでの粒子線治療（キュア）で完治し、現在に至っております。

しかし、ご存知のように、悪性黒色腫は、癌の中でも、超悪玉で、いつでも、全身転移のリスクがあります。

そう思いながら、父の経過フォローをしていたのですが、もともと実家の近くに住んでいる下の妹夫婦に加え、上の妹夫婦も実家の近くに帰ってきて（たまたまご主人が司法書士の試験に合格し、司法書士事務所を実家の前で開業)、妹たち（２人とも薬剤師）に助けられながら、経営している薬店を継続するくらい元気にすごしていました。

父が病気になる、４カ月前の2011年12月24日のクリスマスイブの日に、薬店（父も母も薬剤師の免許は持っていないので薬店です）を実際に切り盛りしていた母が、脳出血で倒れました。

中野と家族の話し合いの結果、このまま出血が大きくなれば、挿管はせずに看取ってもらおうと、主治医の先生には家族の意向（母は意識障害で判断できない状態だったので）だったのですが、幸い、小出血にとどまり、母の命は助かりました。

その母が、１週間もすると、家に帰るコールが始まり、あと２カ月は回復期リハビリをしたい病院リハスタッフチームの希望を尻目に、病棟主治医に中野が頼み込んで入院１カ月での退院となりました。

帰ってきたときは、トイレに行くのも大騒動でしたが、退院後３年たった今では、在宅での生活はほぼ自立していて、母を見ていて、改めて在宅医療の偉大さを感じます（在宅主治医は、地元の先生にお願いしています)。

母は父の奴隷のごとき働き者で、結婚以来、外出したのは中野（長男）の高校の時の入学式と、自分の眼の治療のための入院と、脳出血の入院の３回のみで、父の葬式にも出ないといっております。

母の休みは、年間１日（正月）のみで、決算期（まだ掛売りをやっていました）の年末は、一日５時間くらいの睡眠だったと思います。

この仕事を満80歳になって脳出血で倒れるまでやっていましたので、脳出血で倒れるのはあたりまえで、脳出血が、母の退職を許し、母を救ってくれたのだと感謝しております。

その母は、朝から晩まで好きな歌番組を見て、妹たちのおいしい手料理を食べて、ご満足のようです。

まだ、お店の商品（お薬、農薬など）の値段を妹たちに教えているようで、認知症は、今のところ、大丈夫なようです。

中野は、母の入院の時点で、薬店は閉店すべきと提案したのですが、店を閉めたくない父（と母？）は、妹たちを使って（というより妹たちも一緒に）、店を継続してきていて、今に至っています。

母が脳出血を発症してから、父の鼻血が止まらないということで、検査したら、2012年の4月に父の悪性黒色腫が発見されたという経緯です。たぶん、母の病気や介護のストレスが、父の癌を進行させたのだと思います。

その後1年半元気で過ごした父は、昨年（2014年）の初め頃から、食欲低下、羸痩が強くなって、悪性黒色腫の全身転移も考えて、病院での検査も勧めたのですが（中野の診断は、悪性黒色腫〔または他の癌〕の全身転移か、うつ病）、父は、勝手にうつ病に違いないということで経過をみていました。

2014年7月22日の血液検査では、HVA（悪性黒色腫の腫瘍マーカー）は正常域で、羸痩もある一定程度以上には進まないので、中野もうつだろうと考えていました。

ところが、念のためと思い、2015年の1月8日に血液検査をしたら、著明な肝障害（この時点では、ビリルビンは正常です）、CEA：4000、CA19－9：13680、HVA：32.8で、悪性黒色腫の全身転移か、胆道（肝？）膵系の悪性腫瘍の合併と考えます。

そして、父本人および家族に厳しい状態であることを説明し、今後のことも充分話し合いができております。

その後、黄疸が出現し、日増しに黄色くなっていく状態でしたので、（入院したくない父の意向を汲んで）そのまま、在宅で看取る予定でした。

ところが、ここに、他の患者と実の父との医療に、やっぱり差がありました。

この時点で減黄しても結果は一緒（ケア志向）というのが中野の考えでしたが、父も同様だろうか？という考えが、ふと浮かびました。

そこで、阿久根の妹がそのことを父に聞いたら、「検査できて治療の可能性があるのなら検査を受けたい」（キュア志向）ということでした。

そこで、急遽、近くの急性期病院の消化器内科の先生に電話して、全身の検索と、ステント留置（内瘻術）可能なら、お願いしたいと、受診依頼をしました。

結果は、肝臓全体が癌に置き換わって、肺にも転移があるということで、万事休すという感じでした（そのまま外来検査で、在宅に戻ってきました）。

“抱え込まない”が臨床現場でのモットーの中野、ですが、やっぱり自分の親となれば、違うのだなということを実感しました（父の代わりに、中野が判断してしまうところでした）。

昨日は、中野の息子（長男）から電話がかかってきて（非常に珍しいことです）、明日（今日）の講演会は大丈夫か？と。

どうも、父（息子の祖父）のことを中野が心配して、講演会もできない状態であるのではないかということを、彼（息子）なりに心配して電話をくれたようです。

中野自身は、ここに書いたように、親の死を他人の死と同じレベルで、淡々と考えることができるようになっています（在宅医療の現場での数多い看取りの経験が、中野をキュア志向から〔キュア・〕ケア志向へ変えています)。

おそらくそれは、他の医師たちよりも在宅医療を経験しているためと考えます。

以下は、一昨日の佐賀の講演、本日の鹿児島の講演で使う、スライドの一部です。

キュア志向の病院医療
＝病院内医療（病院内で行われる医療）
＝治療（キュア）が優先される医療
＝病気が優先される医療
ケア志向の在宅医療
＝病院外医療（病院外で行われる医療）
＝生活（ケア）が優先される医療
＝人が優先される医療

よく、病気を診ずに、人を診ろ、と言われますが、病院内（診療所外来も構造的には一緒）で医療をしている限り病気を診るのが仕事ですので、人を診るのは、理念としては理解できても、実感としては無理なのだと思います。

それを、自分の親の死を経験して、初めて、実感として、人を診るということがわかるのだと思います。

在宅医療は、病院外の医療で、病気（キュア）より生活（ケア）が優先されますので、必然的に、病気（キュア）より人（ケア）を診ることが優先されます。

高齢社会に突入して、病気を診る医療から人を診る医療にパラダイムシフトするためにも、在宅医療を推進して、多くの医師が地域（病院外、在宅や施設）に出て行く必要があると感じています。

資料10　2015年2月9日（父が亡くなった次の日）のCNK－MLへの書き込み

CNK－MLの皆様

おはようございます。中野一司@ナカノ在宅医療クリニック、です。

昨日の朝、午前7時50分に父を看取りました。

父の死は、個人的なことですので、本CNK－MLで公表すべきことでもないのですが、在宅医療でもっとも核となる肉親の死（中野は祖父母以外の肉親の死は初めての経験です）ですので、レポートしてみます。

そもそも、父の死は、葬儀後の事後報告にしようと考えていました。

だから、地元の医師会への報告も伏せておく予定でした。

ところが、昨日、その話をしたら、妹たちが、父の喜びは、中野の活躍だったようで、中野関係のお悔やみも父と一緒に受けようかと考え直しての公表でした。

父あっての、今の中野だと思っています。

父は、昨年（2014年）、3月16日のケアタウン・ナカノ開設記念会にも出席してくれましたし、また妹たちの手厚い在宅介護、お店の手伝い（父なきあとは、薬剤師の妹たち2人が〔両夫の協力を得て〕実家の今の地に新たに薬局を開設するそうです）、最期は自宅で長男（中野のことです）に看取られて、幸せだったと思います。

昨日は、父の意向に従って、家族のみの仮通夜（密葬）で、家族全員で楽しい宴会を開催しました。

父は、地元の名士（というよりは人気者）でしたので、本日の通夜、葬式は、しっかり長男の役目を果たしたいと思います。

明後日の初七日（地元では、前倒しでOKだそうです）が終われば、3月12日（木）から、通常勤務に戻りたいと思いますが、葬儀後の日程は、3月14日（土）15日（日）の全国在宅療養支援診療所連絡会第2回全国大会を皮切りに、スケジュール目白押しです。

父は阿久根のためにがんばってきましたが、中野は日本のためにがんばれ、という父からのメッセージと受け止めています。

15章 母の在宅医療

事例22

中野フヂエ（中野の実母）、85歳、女性：脳出血後遺症、右麻痺、構語障害、両側変形性膝関節症

（父が病気になる、４カ月前の）2011年12月24日、発症。

すでに前章でもふれたように、私と家族（父を中心に）の話し合いの結果、このまま出血が大きくなれば、挿管はせずに、看取ってもらおうと主治医の先生には家族の意向（母は意識障害で判断できない状態）を伝えてあったが、幸いなことに小出血にとどまった。

その母が、１週間もすると、家に帰ると言い始め、まだこれから２カ月は回復期リハビリをしたいと考えていた病院リハビリスタッフチームの希望を尻目に退院。これは病棟主治医に私が頼み込んでのことで、入院わずか１カ月での退院だった。

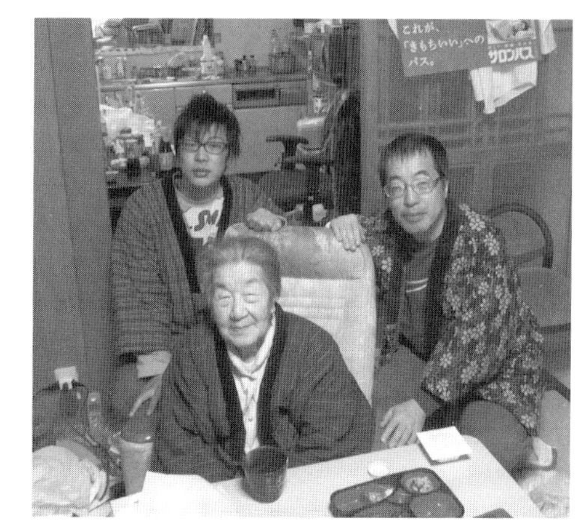

写真13　実家で楽しい在宅療養を謳歌している母

自宅に帰ってきた時は、トイレに行くのも大騒動であったが、発症後５年たった今では、一部介助はいるものの、自分で食事ができ、朝から大好きなテレビの歌番組は見放題、妹たちが作るおいしい手料理を食べ、まさに楽しい在宅生活を謳歌している。**写真13**は、母と私と甥との３

人で撮った最近の１枚である。

母を見ていて、改めて在宅医療の偉大さを感じる。

また、父の発病は、この母の介護のストレスからだったかもしれない。

CNK－ML のメールにも書いたが、父の喜びは、長男（私）の活躍だったようで、父の在宅看取りと母の在宅医療は、両親が阿久根のために頑張ってきたように、息子（私）は日本のために頑張れ、という両親からのメッセージのように思える。今後、父の遺志をついで、日本の在宅医療のために貢献しようと考えている。

参考文献

1 中野一司『在宅医療が日本を変える　キュアからケアへのパラダイムチェンジ―【ケア志向の医療＝在宅医療】という新しい医療概念の提唱』医療法人ナカノ会、2012年。

2『社会保障制度改革国民会議報告書　確かな社会保障を将来世代に伝えるための道筋』2013年８月６日。

3 村田久行『改訂増補　ケアの思想と対人援助』川島書店、1998年。

4 竹田青嗣『はじめてのフッサール『現象学の理念』』講談社現代新書、2012年。

5 マルティン・ハイデッガー（細谷貞雄訳）『存在と時間』上・下、ちくま学芸文庫、1994年。

6 三井さよ『ケアの社会学―臨床現場との対話』勁草書房、2004年。

7 山根純佳「キュアからケアへ―医療現場における『ケア』の意義」『書評ソシオロゴス』 No.1／2005
http: //www.l.u-tokyo.ac.jp/~slogos/review_sociologos/pdf/review0102yamane.pdf

8 ウィリアム・オスラー（日野原重明・仁木久恵訳）『平静の心―オスラー博士講演集』医学書院、1983年。

9 小松秀樹『医療崩壊―「立ち去り型サボタージュ」とは何か』朝日新聞社、2006年。

10 中野一司「ケア志向の在宅医療の担い手としての総合診療専門医が医療を再生させる」『日本医事新報』No. 4675 2013.11.30 pp. 88-91.

11 岸見一郎・古賀史健『嫌われる勇気―自己啓発の源流「アドラー」の教え』ダイヤモンド社、2013年。

12 竹田青嗣・西研『超解読はじめてのヘーゲル『精神現象学』』講談社現代新書、2010年。

13 安冨歩『生きるための論語』ちくま新書、2012年。

14 堂目卓生『アダム・スミス―『道徳感情論』と『国富論』の世界』中公新書、2008年。

15 ロバート・キヨサキ（岩下慶一訳）『金持ち父さんのセカンドチャンス―お金と人生と世界の再生のために』筑摩書房、2016年。

16 田村学『風になった医師―在宅で死ぬということ：在宅医師のカルテから』マスブレーン、2012年、p. 48。

17 白浜雅司のホームページ（臨床倫理の症例検討と山村の診療所の医師の日常を伝えるページ） http: //square.umin.ac.jp/masashi/

推薦の言葉

静かなる医療革命の理論と実践

医師の立場で、そして決して中央とはいえない鹿児島で、専門の医療、それも地域医療実践家の立場で、日本改革の狼煙（のろし）を上げてこられた中野一司先生の『在宅医療が日本を変える　キュアからケアへのパラダイムチェンジ―【ケア志向の医療＝在宅医療】という新しい医療概念の提唱』（2012年12月発刊）に続く、「ナカノ理論」の完成版である『続・在宅医療が日本を変える　キュアからケアへそしてケアからキュアへのパラダイムシフト―ナカノ理論の構築とその実践』が上梓される。日本改革とはいいながら、先生が目指されているのは、まずは医療（制度）改革が確固として根付くことである。

この興味深い「ナカノ理論」の本は、どのように読みこなすべきだろうか？　最初の「理論編」は、ややとっつき難い、と思う人も多いと思う。地域医療について書かれているが、実態は哲学の解釈だから、馴染み難い。そんな場合は、第１部をとばして、「実践編」から入るのも手かもしれない。が、その背後にある理念を理解するには、第１部の「理論編」が必要になる。

先生が強く影響を受けられたと思われる村田久行先生の『ケアの思想と対人援助』およびその改訂増補版や『援助者の援助』を読まれた方は、その究極の実践編とその背景についての「ナカノ理論」が、今回の２冊目の本と理解すればよいのかもしれない。

では、この興味深い実践本にして格調高い哲学書を最初に読むべきは誰だろうか？　いや、誰に最初に読まれるべきだろうか？

また、この書は、どう読まれるだろうか？　あるいは、どう読まれるべきだろうか？

前書を拝読し、理事長を務める公益財団法人笹川記念保健協力財団で実施している「日本財団在宅看護センター起業家育成事業」関連の講演会でのご講演をお願いしたことから、財団ぐるみで中野一司という改革の旗手との交流が始まった。

わが国のみならず、世界の各地で、時代は急激に変化しています、などと生易しい言葉で他人事のように述べているゆとりもないほど、わが国の実態は激変しつつある。平均寿命は延びに延びて、男女とも80歳を超えているが、それが真に喜ばしいことでなくなりつつあるのは何故であろうか？　一世代を30年と考えると、ほんの一世代前には、世界の輝ける国であった日本が、なぜ、斯くも心細げな高齢者ばかりになってきたのであろうか？　変化は静かだが、今までとは質が異なってきている、と感じている人々も少なくない。

例えば、生物学的には、集団に属する個数（人口）が１億２千万ながら、各年毎の新たな増加個数（出生数）が100万を切った（日本人という）生物の種族は滅びの過程に入っているのではないか、と私は危惧する。

対して、静かだが、確実な改革の狼煙を上げているのが中野一司という医師であろう。

地域をどう護るかは、地域の物理的保護以上に、そこに住む人々を保護することであり、人々が受け身ではなく、自ら考える姿勢をもつことであろう。中野一司先生はご専門の医学・保健学を武器に立ち上がり、静かな革命を進めておられると思う。

何故、そんなことをなさるのか？

何故、そんなことが必要なのか？

激しく変容する日本の社会、そして日本がつながる世界の変化に対して、この方は黙っておれないのだろう。何が中野一司をして、静かな革命家たらしめようとしているのだろうか。

医療施設内で貢献してきた専門家、地域で悪戦苦闘している多数の保健専門家だけでなく、その制度を構築し、継続させるための行政職とそれぞれの訓練過程（プロセス）にある学生諸氏、そして少し難しいかもしれないが、家族の中に高齢者を含む健康弱者を抱える多数の住民にも手にして欲しい、是非、お薦めしたい良書である。

2017年１月22日

公益財団法人笹川記念
保健協力財団理事長
喜多　悦子

もう一つの世界への指南書

村田理論を脱却して、中野先生独自の理論をつくられたら、と中野先生に申し上げたのは、今から３年ほど前、ちょうど中野先生が前書『在宅医療が日本を変える　キュアからケアへのパラダイムチェンジ―【ケア志向の医療＝在宅医療】という新しい医療概念の提唱』を出版され、ナカノ理論の原型となる理論を専門誌に投稿なさって、その査読意見に対しての返答を検討されていた頃だったと思う。村田理論の解釈をめぐって、CNK－ML でも賛否両論の議論が交わされていた。

先生との出会いは、私が鹿児島大学に勤務していた10年以上前に遡る。私の専門である家族看護の勉強会を何度も開催して下さった。そうしたお付き合いの中で、ナカノ理論が生まれる現場を目の前で見てきた一人ではないかと思う。本書の目玉である「ナカノ理論」は、中野先生自身が在宅という世界に身を投じた時に遭遇した「ケアの世界」のナカノ式認知法が原点と理解している。

というのは、中野先生は、数字や ICT ツールに強く、鹿児島大学の検査部門のシステムをつくり上げた、正真正銘キュア的認知構造の持ち主だからである。その中野先生にケアという、もう一つの世界を体当たりで教えたのは、妻である律子先生、訪問看護ステーション初代所長の植屋さん、現所長の泊さんをはじめとする看護スタッフである。日常のカンファレンスでは、時には激しいやりとりもなされ、まさに価値観のぶつかり合いだった。その中で、中野先生は、自らの認知構造にとって異文化たるケアの世界をよく観察し、理解するための眼鏡として、村田理論、ひいてはフッサール現象学にたどり着いたのだと私は理解している。

ナカノ理論を前提に、演繹的に展開された「実践編」はまさに圧巻のナカノ・ワールドである。成功例のみならず、失敗からの学びを描出するところが中野先生らしい。正直なところ、ナカノ理論に賛同するかどうか、好きか嫌いかという点からいえば、間違いなく半分ずつだろうと思う。ところが、中野先生は、自分のアイディアに賛同しない、嫌う半分を歓迎する人なのである。それこそが、自分の理論を磨き、高めてくれる大切な要素であることを知っているからだ。

やっと産声（うぶごえ）を上げたナカノ理論は、第３次ケアタウン・ナカノ事業が完結する時、今より一層、深化した姿を見せてくれると確信している。中野先生を生み、育んだ鹿児島の在宅医療は、進取の気性に富んだ先達に恵まれ、それでいて安易に迎合する集団ではない。噴煙を上げる桜島のように、ぶつかり合うエネルギーをもっている。

ナカノ理論は、中野先生が一人でつくり上げたものではないからこそ、より普遍的になり得るものであり、日本を変えるエネルギーをもっている。より多くの人が、本著を手に取り、賛同する点も、しない点も遠慮なく還元していただき、中野先生と共に、次世代理論の構築に協力していただきたいと願う。それは間違いなく、日本の在宅医療を、さらには日本の医療をよりよい方向へ導いていくと信じている。

2017年１月31日

一般財団法人渋谷長寿
健康財団上席研究員
小林　奈美

あとがき

井形イズムの実践、そして継承

―限りなきローカルは限りなきグローバルに通ず、そしてグローバル（ナカノ理論）からローカル（地域包括ケアシステム）へ

本書は、前書(文献1)の第２版（改訂版）として書き始めたが、書き進める中で、前書とはまったく別の本として生まれ変わり、ここに「ナカノ理論」が誕生した。

前書の“あとがき”では、「本書を脱稿して、まず感じたことは、『これで、いつ死んでもいい』という感覚であった」と書いた。「限りなくローカルは、限りなくグローバルに通ず」の故井形昭弘先生の“井形イズム”は、私自身の在宅医療の実践（ローカル）であり、理論化（グローバル化）であった。前書を書き終えた直後は、現場の実践を理論化できて、感無量（これで、いつ死んでもいい）という感覚であった。

本書を完全脱稿した、“いま”感じていることは、完全理論化（グローバル化）できた「ナカノ理論」を、実践の現場である地域包括ケアシステム（ローカル）に還元する作業がまだ残っていて、それは限りなくグローバル（理論化）は限りなくローカル（地域包括ケアシステム）に通ずというナカノイズムの実践である。井形イズムを継承するナカノイズムの実践は、“いま”この時からで、60歳の還暦を迎えた“いま”からが新たなスタートの時と、意を新たにしている。

新たなスタートの最初の仕事は、ナカノ在宅医療連携拠点センターの立ち上げ（2017年６月１日）で、“いま”この時から早速準備に取り掛かる。

丸山征郎先生の巻頭言にもあるように、井形イズムの井形昭弘先生は、丸山先生の直接の恩師で、私は井形先生の孫弟子にあたる。私が鹿児島大学病院第３内科に入局する（30年前）直前に、井形先生は鹿児島大学の学長に就任され、大きな成果を上げられた。井形先生の存在は鹿児島大学医学部の学生時代から知ってはいたが、私にとっては神様のような存在で、井形先生のような誰からも慕われるような人物になりたいという憧れの存在（ロールモデル）でもあった。その井形先生は、鹿児島大学学長退任後、名古屋に移られ、国立療養所中部病院長として現在の国立長寿医療研究センターの立ち上げに参画され、介護保険の創設に関わられた。

私の認識では、わが国の在宅医療を牽引してきた大きな会合は、毎年11月23日（私たちは勝手にこの日を“在宅医療の日”といって、東京や名古屋に集まっている）に勇美記念財団と国立長寿医療研究センターとの共催で開催される、在宅医療推進フォーラムである。2006年11月23日に開催された第２回在宅医療推進フォーラムの閉会の辞で、国立長寿医療センター総長（当時）の大島伸一先生が、「国立長寿医療センターは、今後センターを挙げて在宅医療を推進する」と宣言された。この時の衝撃は今でも鮮明に覚えているが、「在宅医療が日本を変える」と直感した瞬間でもあった。その現国立長寿医療研究センターの立ち上げに関与され、介護保険の創設に関わられた井形先生とは、何か因縁めいたものを感じていた。

私にとって、井形先生との一番の思い出は、2010年７月14日に広島市で開催された「日本ケアマネジメント学会第11回研究大会」の特別シンポジウムⅠで講演した時に、同学会理事長の井形先生が一番前の席で聴いてくださったことである。本当に驚いたことを、今でも鮮明に記憶している。そして、その時から井形先生にもCNK－ML（在宅ケアネット鹿児島メーリングリスト）に入会していただき、メール上でも温かい応援をいただいてきた。

その井形先生が、昨年（2016年）８月12日に急逝された。同年の９月３日には、鹿児島大学医学部第３内科同門会主催の「井形先生の米寿を祝う会」でお会いする予定であり、2017年４月８日開催予定の「ナカノ在宅医療連携拠点センター設立記念講演会・祝賀会」でのご挨拶をお願いする心づもりであった。2014年３月16日に開催した「ケアタウン・ナカノ設立記念講演会・祝賀会」の時に井形先生からいただいたご祝辞は、以下のものである。

井形昭弘先生の「ケアタウン・ナカノ設立記念講演会・祝賀会のお祝いの文」

かって鹿児島大学で一緒に研鑽に励んだ畏友中野一司先生が医療・介護・福祉の改革を目指して率先、乗り出して15年、新たな段階としてケアタウン・ナカノがスタートすることになりました。

誠に壮挙、先生の大きなチャレンジに心からエールを捧げます。

少子高齢社会の創造は人類が初めて経験する大事業で、その中にあって先頭切ってチャレンジして行かれる中野先生は先見の明をもつ時代の先駆者といえましょう。

私も介護保険の導入に関与して来ましたが、在宅医療・在宅介護、医療と介護の一体化、地域包括ケアなどが新しい時代のキーワーズであることを絶えず意識して来ました。その意味で今中野先生の新たなチャレンジに心から共鳴し、大きな声援を捧げます。

ケアタウン・ナカノが地域包括ケアシステムの拠点として地域にしっかり根付き、大きく発展してゆくことを信じて疑いません。

本来ならば本日の祝いに是非出席すべきところ所用で果たせません。

この輝かしいスタートの慶びをご列席の皆さんともども分かち合い声高らかにお祝い申し上げるべくこのメッセージを捧げます。

2014年３月16日

名古屋学芸大学学長　　井形昭弘
元鹿児島大学学長

井形昭弘先生のご冥福をお祈りするとともに、今後、井形イズムを継承するナカノイズムを是非実践していきたいと考えている。

前書に引き続き本書でも素晴らしい巻頭言をいただいた丸山征郎先生は、鹿児島大学医学部時代以来、大学を飛び出しナカノ在宅医療クリニックを開業後も引き続き、良き師匠（メンター）としてご指導いただき、大変感謝している。丸山先生の巻頭言に従い、本書を井形先生の墓前に捧げようと思っている。

喜多悦子先生には、推薦文として身に余るお言葉をいただき、感謝している。喜多先生のご指摘のように、村田久行先生の“苦しみの構造”のキュア・ケア概念なしには、「ナカノ理論」は誕生しなかった。村田先生にはこの場を借りて、あらためて感謝したい。また、沈滞した日本社会の現状は、多くの国民の覚醒、エンパワーメントが求められ、国民一人ひとりがハイデガーの“非本来的生き方”から“本来的生き方”への移行が求められているのだと思う。たぶん、ICT 革命が、この動きを加速するであろうことは第１部「理論編」の４章で記述した。

もうひとつの推薦文をいただいた小林奈美先生には、「ナカノ理論」の誕生を、実際の現場（鹿児島→東京→福山）、CNK－ML を通じ、10年以上にわたり、身近で見守られ、多くの助言をいただいてきた。村田理論を脱却して「ナカノ理論」を構築するように勧められたのも、小林先生その人である。「ナカノ理論」の構築に小林先生の「カルガリー式家族看護理論」、また小林先生自身の考え方が多いに役に立った。小林先生にもこの場を借りて、感謝したい。

小林先生のご指摘のように、極端なキュア志向である私に、“ケア”という、もう一つの世界を体当たりで教えてくれたのは、妻である律子（医師）と、ナカノ訪問看護ステーション初代所長の植屋さん、現所長の泊さんをはじめとする看護スタッフであったことは間違いない。日常のカンファレンスは、価値観のぶつかり合いで、その中で私は、自らの認知構造（キュア志向）にとって異文化たる“ケア”の世界をよく観察し、理解するための眼鏡として、村田理論ひいてはフッサール現象学にたどり着いた、というのは、まさに小林先生の慧眼である。

前書および本書は、私の主宰するCNK－MLの深い議論の中から創出されたものである。CNK－MLは、出身地が鹿児島というだけで、全国規模の在宅医療のメーリングリスト（現在会員は1700名で、http://nakanozaitaku.jp/renkeikyoten/carenet.html から誰でも無料入会可能）で、詳細は前書[文献1] 5章4項に書いた。その意味では、前書に続き、本書は、私個人の本というよりは、CNK－MLの論客の皆様、会員全員執筆の本ともいえる。CNK－ML会員の皆様には、この場を借りて、再度、感謝!!! である。巻頭言をいただいた丸山征郎先生、喜多悦子先生、小林奈美先生、そして井形昭弘先生、本書の編集者である夏目恵子さんもCNK－MLの会員である。

本書の編集も前書に引き続き、夏目恵子さんにお願いしたが、前書でお約束した一般市民に在宅医療という素敵な医療があるという、より現場に近い本は、今回「実践編」で少しは書けたのではないかと考えている。本書の「実践編」において、写真掲載許可をいただいたご家族、特に実名記載の許可をくださった高橋咲子さん、修一さん親子に深謝したい。

最後に、ナカノ在宅医療クリニックの3人常勤医の一人である井手克行医師、妻の中野律子医師、泊奈津美所長（ナカノ訪問看護ステーション）、柴山美保子事務長をはじめとする、医療法人ナカノ会スタッフ全員に感謝して、この本を終えたい。

2017年2月6日

中野一司

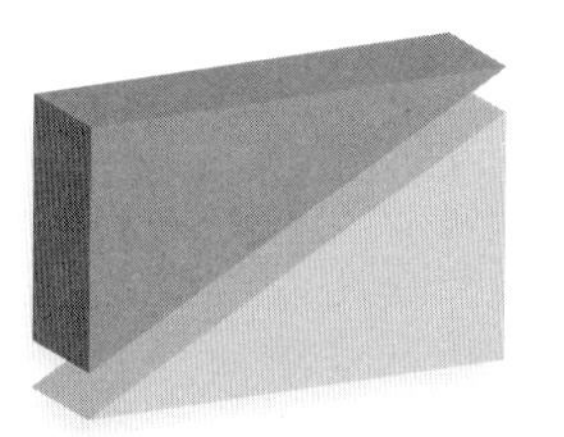

中野　一司（なかの・かずし）
医療法人ナカノ会理事長／鹿児島大学医学部臨床教授／
全国在宅療養支援診療所連絡会ＩＣＴ局長
1956年３月、鹿児島県阿久根市生まれ。医師を目指すも二浪し東京理科大学薬学部に入学。理科大時代前半は大いに遊び、１年留年をはさんで後半は学問に目覚めた（薬剤師免許取得、ただしペーパー薬剤師である）。さしたる受験勉強なしで81年、鹿児島大学医学部に再入学（医師免許取得）。臨床医学を研修すべく87年４月、鹿児島大学病院第３内科入局、さらに救急部でも研修をつむ。95年３月、鹿児島大学医学部大学院内科系卒業。医学博士（研究テーマ：血液凝固学の分子生物学）。95年４月から鹿児島大学附属病院検査部に所属し検査部内コンピュータネットワークシステムの構築に従事。
1999年９月、象牙の塔を飛び出しナカノ在宅医療クリニック開設（院長）、2003年10月医療法人ナカノ会とし理事長に就任。08年３月鹿児島大学医学部臨床教授に就任。09年２月の第11回日本在宅医学会大会長を務めるにあたりメーリングリストで企画・運営を行い、現在在宅ケアネット鹿児島 ML（CNK-ML）を主宰（会員1700名超）。2012年５月、国の在宅医療連携拠点事業を受託。2014年３月１日ケアタウン・ナカノ開設。2017年６月１日のナカノ在宅医療連携拠点センター開設に向け準備中で、充実した毎日を送っている。趣味は読書と学問と仕事。
著書に、『在宅医療が日本を変える　キュアからケアへのパラダイムチェンジ―【ケア志向の医療＝在宅医療】という新しい医療概念の提唱』（単著、医療法人ナカノ会）、『臨床診断のピットフォール』（只野壽太郎・松井征男監修、医歯薬出版）『感染症』（一山智・丸山征郎編、メディカルレビュー社）『がんの在宅医療』（坪井栄孝監修・田城孝雄編著、中外医学社）〔ともに共同執筆〕ほか。

続・在宅医療が日本を変える
《キュアからケアへそしてケアからキュアへのパラダイムシフト》
――ナカノ理論（問題解決理論）の構築とその実践

2017年４月８日　第１刷発行
定価：本体1200円＋税

著　者　中野一司
E-mail：nakano@nakanozaitaku.jp
発行所　医療法人 ナカノ会
鹿児島市伊敷 3-14-8　〒890-0008
電話　099-218-3300
FAX　099-218-3301
http://nakanozaitaku.jp/
発売元　株式会社 ドメス出版
東京都文京区白山 3-2-4　〒112-0001
振替　00180-2-48766
電話　03-3811-5615
FAX　03-3811-5635
http://www.domesu.co.jp
印刷・製本　株式会社 太平印刷社

ISBN 978-4-8107-0834-9 C0036